Et si le remède était en vous ?

Pour en savoir plus sur les Éditions du Dauphin
(auteurs, titres, vidéos, catalogue, conférences, actualités, etc.)
vous pouvez consulter notre site internet :
www.editionsdudauphin.com
Et nous suivre sur les réseaux sociaux :

www.facebook.com/editionsdudauphin
www.instagram.com/editionsdudauphin
www.youtube.com/c/editionsdudauphin

Conception graphique : Caroline Fresnais

Titre original : Mit Absicht gesund : Impulse zur Selbstheilung
Cet ouvrage a été proposé à l'éditeur français par l'agence EDITO DIALOG, Michael Wenzel, Lille.

ISBN : 978-2-7163-1732-0

DAUPHIN ÉDITIONS
43-45 rue de la Tombe-Issoire
75014 PARIS
www.editionsdudauphin.com

Dr Folker Meissner

ET SI LE REMÈDE ÉTAIT EN VOUS ?

TROUVER L'ORIGINE DE VOS SYMPTÔMES POUR UNE SANTÉ DURABLE

Traduit de l'allemand par Marie Kastner

dauphin
ÉDITIONS

Table des matières

AVERTISSEMENT

Les conseils prodigués dans cet ouvrage ont été soigneusement vérifiés par l'auteur et l'éditeur, mais aucune garantie de succès ne peut être donnée. L'auteur et l'éditeur ne peuvent être considérés responsables des effets négatifs subis en suivant les conseils contenus dans le présent ouvrage.

Avant-propos

Né d'une demande toujours plus pressante de mes patients et de mes collègues, cet ouvrage est le résumé de mes connaissances et expériences en matière de médecine holistique ; il se veut le plus accessible possible. Celui-ci s'adresse donc aux patients qui souhaitent apprendre à vivre de manière équilibrée et à se prendre en main pour obtenir une santé optimale. Il s'adresse aussi à tous les thérapeutes qui les soutiennent sur le chemin de la guérison.

Car chacun de vous, amis lecteurs, peut grandement contribuer à sa propre santé, une approche qui va bien plus loin que la mise en place d'un entraînement physique adapté et d'une alimentation saine.

Il s'agit ici pour moi de vous expliquer, à l'aide d'exemples concrets tirés de ma pratique médicale, quelles décisions personnelles profondes ont été prises par mes patients et quelles actions ont été mises en œuvre pour retrouver la santé et le bonheur de vivre. Je souhaite vous présenter ici des mesures à mettre en place et des exercices simples permettant de prendre votre santé en main.

Dans le chapitre intitulé *À vous de jouer !*, vous apprendrez les bases pratiques de cette approche. Dans les chapitres suivants, vous constaterez que chaque patient porte déjà en lui un potentiel de guérison, mais qu'il ne parvient pas toujours à y accéder. Parfois, mon aide ne fut nécessaire que pour le mettre sur la bonne voie. Il est indéniable que le fait d'être responsable a son rôle dans le bien-être et maladie : il n'y a pas que le tabac qui soit mauvais pour notre santé ! Mais attention cependant, la responsabilité et la culpabilité sont deux choses bien différentes. Cet ouvrage a précisément pour ambition de vous aider à vous libérer de votre culpabilité, et non de vous amener à vous en excuser, c'est-à-dire à justifier quelque chose dont vous n'avez pas à vous défendre.

Peut-être vous demandez-vous comment un médecin « normal » en est venu à s'intéresser puis à mettre en pratique une médecine alternative ?

Tout a commencé à la fin des années 1970, lorsque j'observai une collègue du service d'anesthésie-réanimation de retour d'un séjour de quelques semaines en Chine. Avant et pendant l'anesthésie, elle piquait des aiguilles dans les oreilles de ses patients, en conséquence de quoi ceux-ci se réveillaient beaucoup plus vite, avaient moins de nausées et, globalement, se rétablissaient plus rapidement. Moi aussi je voulais découvrir cette médecine ! Il me fallut attendre encore cinq ans avant de pouvoir introduire l'acupuncture dans ma pratique médicale. Dès le premier cours, je fus conquis et, dix ans plus tard, j'enseignai à mon tour cette discipline à l'Académie allemande d'acupuncture tout en tentant de convaincre mes collègues. Aujourd'hui encore, tant en Allemagne qu'à l'étranger, je continue à former de nombreux collègues médecins, thérapeutes et guérisseurs (reconnus par l'État) aux méthodes de traitement les plus diverses au sein de la médecine holistique.

Dès cette époque, mon intérêt ne se limita pas à l'acupuncture, mais s'étendit à l'homéopathie, à la PNL ou programmation neuro-linguistique, à l'EFT ou technique de liberté émotionnelle, au Matrix Reimprinting®, au Reconnective Healing® ainsi qu'à d'autres types de soins alternatifs. Chacun de ces procédés a ses qualités, mais je considère que seule leur combinaison agit de manière décisive.

Nombre de personnes se satisfont de prendre chaque jour des médicaments et d'être ainsi en grande partie soulagés de leurs symptômes. Mais ne serait-ce pas beaucoup mieux si ces personnes parvenaient à s'en passer ? Je suis un optimiste et je fais partie de ceux qui sont convaincus que la guérison est possible. C'est aussi la raison pour laquelle mon intérêt pour les médecines nouvelles, les médecines énergétiques, ne faiblit jamais. Ces médecines offrent aux personnes souffrant de maladies chroniques une chance d'être soulagées et de guérir, contrairement à la médecine biochimique, qui n'a pas de perspective de succès durable.

Lorsqu'un patient vient me voir pour la première fois, je ne sais pas quel sera le diagnostic ni quel traitement sera proposé. En effet, c'est en fonction des antécédents, des résultats d'analyses, mais aussi du potentiel énergétique du patient que je poserai un diagnostic et que je proposerai alors une thérapie basée sur l'échange ou recourrai à des méthodes plus invasives, telles que l'acupuncture. Pour moi, il ne s'agit pas de traiter uniquement des symptômes, mais d'en identifier les raisons profondes afin de les résoudre. Mes patients jouent le rôle principal dans leur voyage vers la guérison. Mon approche se révèle généralement très efficace car ils apprennent à être responsables de leur santé mais aussi de leur bonheur : les gens heureux n'ont aucun souci à se faire pour leur santé. C'est une immense source de joie lorsque d'anciens patients, rayonnants, viennent me donner de leurs nouvelles.

Cet ouvrage est destiné à aider le plus grand nombre de personnes possibles en leur donnant les moyens de prendre leur santé en main. Les exemples donnés ici sont véridiques, ce sont ceux de mes patients, toutefois, les noms ont été changés afin qu'ils ne puissent être identifiés.

Dans les annexes, vous trouverez la liste de toutes les formules utilisées. Reprenez celles qui résonnent en vous, en les adaptant si nécessaire, pour avancer dans votre travail sur vous-même, vous libérer et retrouver la santé.

Ma méthode contribue à une libération des blocages bioénergétiques qui précèdent l'apparition ou à la persistance de maladies. Actuellement, la médecine officielle ne reconnaît pas les méthodes thérapeutiques complémentaires, car leur efficacité n'a pas encore fait l'objet d'études et n'a pas été prouvée. Néanmoins, je présente ici les processus qui ont fait leurs preuves dans ma pratique médicale quotidienne depuis de très nombreuses années.

Je suis heureux de vous offrir cet outil, car je sais qu'il sera utilisé avec respect et de manière responsable pour vous-même et vos proches.

Attention !

Si vous êtes suivi par un psychiatre ou un psychologue, voyez d'abord avec eux si vous pouvez utiliser cet ouvrage parallèlement à vos séances.

Fondamental !

Les méthodes proposées ici ne doivent pas venir se substituer à de nécessaires séances avec un médecin ou un psychologue.

Dr Folker Meissner

1.

Qu'entend-on par santé ?

Permettez-moi de commencer par une citation d'Arthur Schopenhauer : « Il existe mille maladies, mais une seule santé. » L'absence de pluriel nous conduit à rechercher le sens du mot « santé ». Et n'est-il pas significatif que l'on puisse beaucoup plus facilement définir la maladie que la santé ? Quelle en serait la meilleure définition ? L'OMS définit la santé comme « un état de complet bien-être physique, mental et social et ne consiste pas seulement en une absence de maladie ou d'infirmité ». La santé doit donc être considérée comme une donnée essentielle de la vie et dans toute sa complexité. On ne s'étonnera donc pas d'avoir des difficultés à être en parfaite santé. Ainsi, une thérapie de longue durée qui s'appuie sur la chimie peut-elle vraiment promettre une guérison totale ?

Corps, esprit et âme – n'y a-t-il rien d'autre ?

L'OMS aborde la santé du seul point de vue du bien-être, lequel ne se résume pas à l'absence de maladies ou d'infirmité. Depuis des siècles, nous sommes habitués à faire la distinction entre le corps, l'esprit et l'âme. C'est pourquoi on peut être déconcerté par la prise en compte du bien-être physique, mental et social. Mais où est donc passée l'âme dans la définition de l'OMS ? Elle semble avoir été passée sous silence, alors même qu'elle joue un rôle prépondérant intrinsèquement lié à la spiritualité.

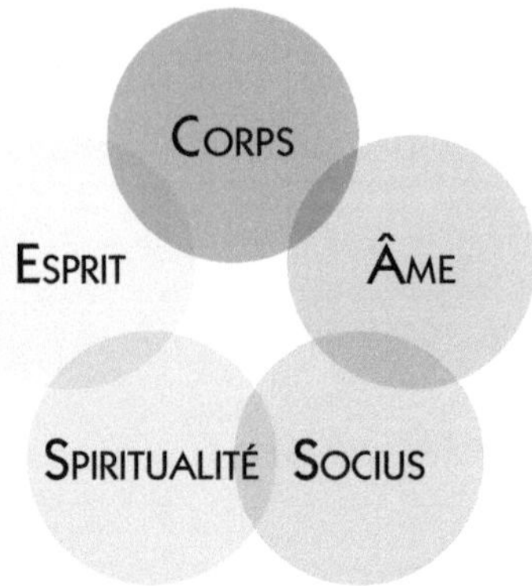

LE PENTAGONE DE LA BONNE SANTÉ

En effet si, en étudiant l'homme, nous supposons l'existence d'un tout, nous retrouvons un pentagone, le « pentagone de la bonne santé » composé du corps, de l'esprit, de l'âme, de la spiritualité et du *socius*.

Quelles conséquences cela a-t-il sur la définition de la santé ? C'est très simple. Nous devons compléter celle de l'OMS avec deux éléments supplémentaires, laquelle s'énonce désormais ainsi :

La santé se définit par un état de complet bien-être du corps, de l'esprit, de l'âme, de la spiritualité et du *socius*[1]. Elle n'est pas seulement l'absence de maladie ou d'infirmité.

C'est par notre corps, considéré dans sa globalité, que nous vivons tant des expériences agréables et joyeuses que d'autres qui génèrent de la douleur. Notre cerveau joue le rôle de pont avec les autres zones corporelles. Pour ma part, j'imputerais les maux de tête au corps. Mais, lorsque l'on se fait du souci, les choses ne se situent plus à un simple niveau physique. L'esprit reçoit une définition différente selon qu'il est abordé d'un point de vue philosophique, psychologique ou théologique. Souvent, nous confondons esprit et pensée logique, ou nous réduisons le premier au deuxième. Dans

1. *Socius* se réfère aux multiples facettes de la société.

cet ouvrage, l'esprit désigne nos facultés cognitives, qu'il s'agisse de perception, de mémorisation, d'apprentissage, de visualisation, d'imagination ou de réflexion. Ces différents langages de notre esprit forment nos pensées. L'ego est une création de notre esprit.

L'âme est le signe caractéristique des êtres vivants. Au sens large, elle est considérée comme la part impérissable de tous les humains, voire de tous les êtres vivants. Dans un contexte religieux, l'âme fut d'abord spécifique à l'humanité avant de s'étendre aux animaux (au moins aux animaux de compagnie). En psychologie, l'âme est assimilée au psychisme, appelé familièrement « vie intérieure ». Le psychisme, c'est le domaine des émotions et des passions (reportez-vous au chapitre consacré à l'âme et à la spiritualité) ; il a besoin du corps et de l'esprit pour pouvoir s'exprimer.

Venons-en à la spiritualité. Ce terme recouvre de nombreuses conceptions et définitions. Dans cet ouvrage, je l'utilise dans l'acception des peuples primitifs et des chamanes pour lesquels il désigne le monde spirituel qui anime l'univers, un monde universel de lumière et d'énergie exceptionnelles, dont nous sommes originaires et auquel nous retournons, qu'il s'agisse de Dieu ou d'un Tout auquel nous croyons. Bien évidemment, il existe des gens qui ne croient pas en l'existence d'un Dieu ou d'une puissance supérieure pour des raisons idéologiques ou pour d'autres raisons. Pour ma part, je crois en l'existence de ce monde « supérieur » car je parviens à entrer en contact avec lui.
Pour finir, le *socius* est la composante sociale du comportement et de la vie mentale d'un être vivant. De fait, nos interdépendances vécues au quotidien dans notre famille, au travail, pendant nos loisirs, mais aussi les « déchets toxiques » hérités de nos familles, de nos emplois et relations passés déterminent notre comportement bien plus que nous voulons le reconnaître.

D'autre part, la globalisation a effacé les frontières, il n'y a plus de bornes, plus d'éléments concrets auxquels se raccrocher. Aussi loin que le regard s'étende, on ne voit que des gens qui ont le regard fixé sur leur smartphone et qui sont devenus incapables de comprendre le monde qui les entoure. Chacun est occupé avec son téléphone à communiquer avec le monde. Inutile de préciser que de nombreux problèmes en résultent.

Reprenons donc la définition de la bonne santé qui est à la base de cet ouvrage :

La santé se définit par un état de complet bien-être du corps, de l'esprit, de l'âme, de la spiritualité et du socius. Ce n'est pas seulement l'absence de maladie ou d'infirmité.

Vivre longtemps en bonne santé : l'île des centenaires

Il existe sur cette Terre plusieurs territoires où l'on compte une proportion nettement plus importante de centenaires. Serait-ce lié à la santé ?

L'île japonaise d'Okinawa est la région au monde qui bénéficie de la plus grande longévité au monde, c'est pourquoi elle a été surnommée l'« île des centenaires ». Les personnes âgées y sont particulièrement nombreuses. Il n'existe que deux autres endroits au monde qui lui sont comparables. L'espérance de vie moyenne y est de quatre-vingt-six ans pour les femmes et de soixante-dix-huit ans pour les hommes, des moyennes nettement plus élevées que dans le reste du Japon, lequel se situe déjà en très bonne position dans les statistiques mondiales. À Okinawa, non seulement les gens vivent très âgés, mais aussi en bonne santé, comme l'a montré une étude menée par l'université Ryūkyū. Les habitants d'Okinawa qui suivent un mode de vie traditionnel ont un très faible risque de souffrir des maux spécifiques aux pays industrialisés, tels que les maladies cardiovasculaires, les AVC, le cancer et le diabète.

N'est-ce pas remarquable ? Les personnes qui se nourrissent de manière traditionnelle et qui ont gardé certaines habitudes physiques vivent plus longtemps et en meilleure santé que les autres. Nombre de ces centenaires ne mangent pas jusqu'à satiété, mais achèvent leurs repas alors qu'ils sont rassasiés à 80 ou 90 %. Comme nous le savons désormais, il s'agit là d'une forme géniale de jeûne qui a un rôle important dans la production d'insuline. Il est donc possible d'empêcher le diabète de se développer.

Aujourd'hui, l'île d'Okinawa connaît une évolution radicale. En effet, dans la tranche d'âge des 20-60 ans, on trouve des personnes plus grosses et plus malades que dans le reste du Japon. Des études confirment le rôle majeur joué par l'importation des modes de vie et d'alimentation américaines. Autrement dit, la population d'Oknawa va perdre sa belle longévité si les jeunes générations ne remettent pas en question leurs nouvelles habitudes alimentaires.

La vie en communauté

Notre santé est étroitement liée à notre environnement, qu'il s'agisse de nos fréquentations, de notre alimentation influencée par notre éducation et notre entourage. Vos parents avaient-ils une alimentation saine et variée ? Si c'était le cas, l'avez-vous intégrée dans votre vie ? Si non, avez-vous mis en place une alimentation équilibrée ?

Je suis né en 1954 et j'ai grandi dans le nord de la Bavière. Là, l'alimentation traditionnelle se compose de viande et de saucisses en abondance. Je me suis nourri ainsi pendant de nombreuses années jusqu'à ce que je m'intéresse à l'alimentation et à ses conséquences sur la santé. Je pense que cette rupture avec les habitudes familiales a eu lieu en 1985, lorsque j'ai débuté ma formation en Médecine traditionnelle chinoise puisque l'alimentation en constitue l'un des cinq piliers – les quatre autres piliers étant l'acuponcture, le Qi Gong/Tai chi, le massage énergétique (Tui Na) et les plantes médicinales. J'ai alors appris que dans la Médecine traditionnelle chinoise, une distinction essentielle est faite entre l'alimentation équilibrée des personnes en bonne santé et celle des personnes malades (de fait, la diète est une forme de thérapie). J'ai aussi découvert que, dans la Chine ancienne, on ne traitait pas l'individu mais le groupe, un village par exemple ou, au moins, la famille ou un groupe de patients présentant des pathologies apparentées. Aujourd'hui, la psychothérapie tient compte des interactions humaines en associant souvent le partenaire dans l'accompagnement thérapeutique. Dans les entreprises comptant un taux élevé de maladie, on fait intervenir des médiateurs et des coachs médicaux afin d'éliminer les dysfonctionnements sous-jacents entre les personnes. Ainsi, on sait désormais que le burn-out ne concerne pas uniquement les individus qui en souffrent et qu'il n'est pas provoqué seulement par le stress.

Êtes-vous épanoui dans votre travail ? Allez-vous travailler avec plaisir ou bien y a-t-il des moments où vous auriez envie de tout envoyer promener ? Il vous suffit de faire ce simple test : observez-vous pendant deux semaines et notez le nombre de fois où vous êtes exaspéré, où vous ravalez votre colère – c'est-à-dire que vous supportez une situation pénible et encaissez sans pouvoir vous défendre. Faites la liste de ces moments en notant si votre colère est déclenchée par des personnes ou bien par des sujets ou des lieux spécifiques. Peut-être faites-vous partie de ces millions de personnes qui souffrent de bruxisme[2] pendant la nuit et qui se réveillent fatiguées le matin. Vous allez devoir examiner attentivement votre situation et faire en sorte de la transformer. Dans la suite de cet ouvrage, vous trouverez des mesures concrètes qui vous aideront à agir.

Peut-être appartenez-vous à cette catégorie de personnes qui sont joignables 24 heures sur 24 et 7 jours sur 7 ? Cette disponibilité témoigne d'un très haut niveau de stress et sans doute d'un problème d'estime de soi. Vous trouverez des propositions variées pour tenter de le résoudre. Afin de rester en bonne santé, il faut perdre certaines mauvaises habitudes, mais cela nécessite tout à la fois introspection et persévérance. Il existe désormais des entreprises qui exigent de leurs employés *qu'ils ne répondent plus* aux courriels et *n'utilisent plus* leur téléphone professionnel après minuit.

---

2. Bruxisme ou grincement des dents : contraction involontaire des machoires durant le sommeil, quelques fois dans la journée avec les conséquences qui en découlent.

Âme et spiritualité

Dans le cadre de ce livre, la santé se définit par un état de bien-être du corps, de l'esprit, de l'âme, de la spiritualité et du *socius*, et pas seulement par une absence de maladie ou d'infirmité. Dans ce contexte, quel sens donner à la spiritualité ? Ma conception ne concordera peut-être pas avec la vôtre, mais on peut tout de même en parler.

D'un point de vue spirituel, nous sommes des êtres immortels, qui font juste une expérience physique sur la Terre. C'est la raison pour laquelle nous ne disposons pas seulement d'un corps physique avec tous ses organes, ses os et ses muscles, mais aussi d'un corps émotionnel et mental. Selon les points de vue, on peut distinguer d'autres types de corps[3].

Avant son incarnation, l'âme a choisi les expériences qu'elle ferait sur la Terre et les projets qu'elle aimerait réaliser (et réussir, apprendre la compassion, aider les autres...) Dans ce but, l'âme reste en contact permanent avec sa spiritualité, qu'il s'agisse de croyances en des sources cosmiques, de notre inspiration ou de Dieu.

Il s'ensuit que la conscience cosmique d'une communauté se retrouve dans la conscience de chacun des individus qui la composent. La méthode LTC (*Life for Total Consciousness*) ne fait aucune distinction entre la conscience de soi et la conscience collective. Son objectif, l'obtention d'un état de Conscience totale, est notamment obtenu par un enchaînement de postures de yoga, par des exercices de respiration et par la méditation.

Nous devons tout faire pour que notre mission sur Terre s'accomplisse aisément, que notre vie soit facile, que nous nous fassions de

3. La notion de « corps » est abordée ici en tant que source d'énergie et d'aura. On parle alors de corps émotionnel, de corps mental, de corps astral, de corps éthéré ou de corps causal.

nombreux amis et que nous écartions toutes pensées de maladie. La nature même de la vie exige que nous comprenions pour quelle raison précise nous sommes sur la terre[4]. Neale Donald Walsch, l'auteur du best-seller *Conversations avec Dieu*, parle dans son nouveau livre[5] de la voie de l'âme. L'auteur nous explique qu'il existe un chemin qui s'étire en longueur et un chemin erroné. Sur le long chemin, partant de nos dogmes et de nos pensées, nous nous inquiétons des difficultés et des obstacles auxquels nous ne cessons d'être confrontés. Tous ceux qui ont compris que la vie est un combat emprunteront ce chemin long et difficile, qu'ils considéreront néanmoins comme allant de soi. Nous nous retrouvons sur le chemin court lorsque nous n'avons rien appris et nous apprêtons à quitter la Terre sans avoir progressé. Neale Donald Walsch affirme que le chemin qui s'étire est juste tant que nous sommes prêts à apprendre. Je suis convaincu que la plupart d'entre nous empruntent précisément ce long chemin.

Si nous faisons quelque chose qui entrave la réalisation de notre mission, notre âme se manifestera. La façon dont elle se manifestera dépendra du type de problème auquel nous sommes confrontés. Dans tous les cas, nous rencontrerons des difficultés dans notre vie ou nous développerons une véritable maladie. Une maladie ou ses symptômes ne sont rien d'autre qu'une manifestation ou un appel au secours de notre âme, laquelle se fait par l'intermédiaire de notre « système d'exploitation » composé des corps physique, émotionnel ou mental.

Ainsi, que cache donc le fait de souffrir de migraines, de dépression, de cauchemars ou encore de trous de mémoire ? C'est sans doute dû au fait que vous n'agissez pas dans le sens de votre mission. Peut-être encaissez-vous trop ou vous défendez-vous trop peu, de sorte que votre estomac « émotionnel » déborde. Ou bien vous avez supporté une situation jusqu'aux limites du supportable, de sorte que

---

4. Sur ce thème, reportez-vous au chapitre intitulé *Découvrez votre mission.*
5. *Conversations avec Dieu : Éveil de l'espèce – un dialogue nouveau et inattendu*, tome 4, Ariane Éditions, 2017.

les migraines ou la dépression vous servent de soupape pour évacuer vos soucis. Les cauchemars, quant à eux, peuvent être l'expression d'émotions enfouies. Il est donc important de recentrer sa vie - ce qui peut aller à l'encontre des souhaits et des attentes des autres - et de déterminer vraiment ce qui est bon pour soi. C'est alors que se pose un problème majeur car il est fort difficile de se déprogrammer, c'est-à-dire : perdre ses mauvaises habitudes.

Vous trouverez dans cet ouvrage de nombreux conseils qui vous aideront à perdre ou à modifier de vieilles – et mauvaises – habitudes. Ainsi, je vous montrerai comment mettre en place des stratégies de défense, lutter contre des pensées angoissantes ou des habitudes qui affectent profondément votre quotidien.

Cela exige une grande persévérance, mais une fois la résolution prise, il s'agira d'un véritable engagement. La prise de décision est le pas décisif qui garantit le succès.

2.

Qu'entend-on par maladie ?

La maladie est généralement considérée comme inévitable. C'est la raison pour laquelle tant de personnes se soumettent à leur « destin » et se font soigner. De la même façon que des personnes qui ont perdu leur travail en retrouvent un autre très rapidement, beaucoup d'autres parviennent à surmonter la maladie, si elle n'est pas trop grave.

On pense être malade dès qu'une douleur ou une gêne corporelles apparaissent. Dans la majorité des cas, c'est l'âme (et tout notre être) qui cherche une nouvelle fois à entrer en contact avec nous pour attirer l'attention sur un dysfonctionnement. Néanmoins, lorsque quelque chose provoque une douleur, la maladie est encore loin. Les maladies aiguës, telles que le rhume, la bronchite ou la grippe font partie de la vie et la plupart des gens n'en cherchent pas les causes. Pourtant, elles en ont, car elles se déclenchent à un moment bien précis de leur vie.

Il faut faire la distinction entre deux situations apparemment très proches : « tomber malade » et « être malade ». Lorsque nous tombons malades, nous nous sentons diminués dans notre quotidien. En cas de blessure au bras, nous pouvons nous débrouiller autrement. En cas de lésion du genou nous essayons malgré tout de marcher au ralenti ou maladroitement. Dans de tels cas, nous ne sommes guère enthousiastes, mais sans être désespérés. La maladie transforme la vie à court ou à long terme, légèrement ou dans des proportions plus importantes. Mais, tomber malade ne nous transforme pas.

Tout est différent lorsque nous sommes malades car c'est notre conscience qui en est modifiée.

> Tomber malade change notre vie.
> Être malade change notre conscience.

Nous changeons si nous nous sentons réellement malades. Nous devenons dépressifs, sans espoir, plus susceptibles, irascibles et intolérants. Notre estime de soi s'effondre. Nombre de personnes atteintes de maladies chroniques ont formulé les choses ainsi : « Je ne vaux plus rien. »

Essayez de ne pas en arriver là ! Il est essentiel de rechercher les causes d'une maladie car, lorsqu'on parvient à en éliminer le pourquoi, c'est la maladie elle-même qui perd toute possibilité de perdurer.

Pourquoi suis-je malade ?

Lorsque l'on cherche à expliquer l'origine d'une maladie, on aboutit inévitablement aux questions du type : « Pourquoi suis-je malade ? » ou « Pourquoi la maladie m'a-t-elle choisie moi spécialement ? » Une telle approche de la maladie est utile dans la mesure où elle peut mener sur le chemin de la guérison.

En prenant conscience de la véritable raison qui est à l'origine de votre maladie, vous pourrez déterminer quelle voie emprunter pour guérir. Il ne s'agit pas forcément de s'y engager immédiatement, mais au moins de prendre conscience de l'orientation à prendre. Des heures, des jours, des semaines voire des mois peuvent s'écouler avant que le premier pas ne soit franchi. Nous ne sommes que des êtres humains !

Acceptez-vous l'idée que vos pensées et sentiments puissent jouer un rôle dans le fait que vous tombiez ou non malade ? Beaucoup de gens tombent malades après une longue période de stress et sont alors victimes (par exemple) d'un sérieux refroidissement, d'eczéma ou d'un zona. Qu'est-ce qui se cache derrière cela ? Il est facile de trouver un lien entre la fin d'une décharge d'adrénaline et la nécessité de revenir au calme. Il s'avère que le système immunitaire est alors épuisé. La maladie apparaît avec la détente, alors qu'elle était contenue pendant la phase de grand stress.

Pourquoi le stress vous a-t-il si longtemps servi d'armure ? Pourquoi n'avez-vous pas senti que vous étiez pratiquement au bout du rouleau ? Tout simplement parce que vous n'avez pas appris à reconnaître les signaux d'alarme ! Ainsi le bruxisme vous fait comprendre que vous avez atteint les limites de votre endurance. Lorsqu'on se rend compte que ses batteries sont à plat et qu'il faut lever le pied, lequel d'entre nous est prêt à reconnaître sa faiblesse ? Nous vivons dans une société qui ne la tolère pas.

Lorsqu'on s'est fixé l'objectif d'être en bonne santé, il est également important d'apprendre à se connaître. Quand le corps, l'esprit ou l'âme émettent des signaux de détresse, il n'y a qu'une chose à faire : réduire les charges qui pèsent sur eux.

Dans la majorité des cas, la persistance des maladies chroniques a d'autres causes, qui ne sont pas à rechercher seulement dans les charges quotidiennes, mais souvent aussi dans les cicatrices de l'âme. Quant aux croyances, elles trouvent leurs sources dans l'enfance, nous accompagnent toute notre vie et influencent assurément notre comportement de manière inconsciente. Nos zones d'ombre sont souvent mises au jour par des maladies tenaces que nous sommes incapables d'expliquer à brûle-pourpoint. Toute maladie chronique est intrinsèquement liée à un rejet de la réalité, à une fuite, voire – et c'est particulièrement fréquent dans les cas de cancers – à un désir de mort. On peut fuir et endosser le statut de victime. Mais la vie ne vaut-elle pas nettement mieux que cela ?

La notion de « culpabilité » : tirer un trait définitif sur le passé

Bien trop souvent, des questions se font jour sur l'apparition d'une maladie dans un nébuleux mélange de désespoir, de rage associé à la notion de culpabilité. De tout temps, la maladie a été associée à un combat, à un karma, à une vengeance. Je vous demande instamment de ne *plus* associer la culpabilité à la santé ou à la maladie. D'un point de vue cosmique, la culpabilité n'existe pas. Œuvre des humains, cette notion servait jusqu'à présent essentiellement à condamner, cataloguer, exclure, à rendre dépendant ou à saigner financièrement. Au Moyen Âge, le commerce des indulgences était monnaie courante. Cette période sombre est définitivement terminée. Il ne tient donc qu'à vous de vous sentir coupable ou pas, d'être heureux ou non.

Pour être heureux, il convient de :

- ❋ Tirer un trait sur le passé ;
- ❋ Profiter pleinement du présent ;
- ❋ Se réjouir de ce qui est à venir.

J'ai abordé de nombreuses méthodes grâce auxquels j'ai approfondi ma pratique médicale. Je l'ai baptisée médecine HOLAR® (voir page 190). Elle est basée sur des médecines traditionnelles (dont la médecine chinoise), mais aussi sur des approches modernes, telles que la programmation neurolinguistique (PNL). La médecine HOLAR® a pour but de découvrir l'origine et les raisons profondes de l'apparition ou de la persistance d'une maladie afin de pouvoir la traiter et d'obtenir la guérison. Son étude fera l'objet d'un autre livre.

Rechercher les sentiments de culpabilité cachés et les éliminer constitue donc le tout premier pas dans l'élimination des facteurs à l'origine d'une maladie, ce qui se traduit dans la médecine HOLAR® par la formule suivante : « **Je me pardonne du fond du cœur car, à l'époque, je ne pouvais ou ne voulais faire autrement. J'accepte mon passé et je le bénis. Je suis en paix avec moi-même.** »

« Je le bénis » signifie que l'on passe l'éponge. On tire un trait sur le passé qui, dans le déroulement des événements, ne peut pas être révoqué, mais il est cependant possible de réécrire la charge émotionnelle d'un événement passé qui après avoir suscité des sentiments très vifs ne doit plus vous atteindre. Grâce à cette formule, on effectue ainsi le premier pas dans cette direction. On « désamorce » le passé et on prépare le terrain sur lequel seront ensuite élaborés les moyens de faire table rase des « cadavres dans le placard » et des auto-sabotages. Diverses mesures sont à mettre en œuvre pour parvenir à se libérer de vieilles blessures, de cicatrices et de souvenirs douloureux.

Pendant que l'on récite à haute voix la formule pour se pardonner, on se masse un point considéré comme douloureux. Les autres éléments dont il faudra tenir compte sont détaillés dans le chapitre consacré aux bousculements.

Pourquoi l'exercice et l'alimentation nous rendent souvent malades au lieu de nous maintenir en bonne santé ?

La question posée ci-dessus pourra vous surprendre dans la mesure où vous pouvez voir dans tous les magazines, et particulièrement au printemps, une abondance de conseils pour suivre un entraînement physique permettant d'être en forme ainsi que pour avoir une alimentation équilibrée.

Est-il possible que des entraînements prétendument destinés à vous mettre – ou à vous remettre – en forme puissent vous rendre malade ? À cette question, je réponds sans hésiter OUI ! Nombre de joggers du dimanche courent au-devant d'un infarctus parce qu'ils se lancent dans la course avec les mêmes ambitions que celles dont ils font preuve dans leur travail. Lorsqu'une personne est épuisée par son travail et qu'elle a atteint ses limites, il est indispensable de lever le pied. Pourtant, beaucoup sont persuadés que, à la fin de leur journée de travail, il est nécessaire d'aller s'entraîner. C'est au contraire le meilleur moyen de se démolir ! Entendons-nous bien : je considère le sport et le fait de bouger comme des activités de grande valeur, qui peuvent jouer un grand rôle dans la bonne santé des personnes, mais uniquement lorsque ces activités physiques sont pratiquées à la bonne dose et avec des objectifs bien ciblés. La plupart des gens doivent d'abord apprendre à se détendre. Elles s'endorment grâce au training autogène (technique de relaxation proche de l'autohypnose) parce qu'elles ne s'accordent pas de moments de détente lorsqu'elles sont en état de veille. De la même façon, lorsqu'elles méditent, elles s'endorment, perdant ainsi tous les bienfaits de la méditation. Elles considèrent que le yoga, le qi gong et le taï-chi sont des disciplines sans intérêt, alors même que celles-ci pourraient leur apporter la détente, profonde et réparatrice, ainsi que le plein d'énergie dont elles ont besoin.

Lorsqu'on s'est fixé pour objectif d'être en bonne santé, il s'agit d'intégrer les exercices physiques et le sport dans son quotidien de façon à conserver une bonne condition physique – et donc une bonne mobilité – et à favoriser un bon équilibre de vie.

Il existe une méthode capable de mesurer les performances cardiaques ainsi que les conséquences du stress. En effet, la variabilité de la fréquence cardiaque (*VFC*) mesure l'intervalle de temps qui s'écoule entre deux battements de cœur pendant plusieurs minutes. Un certain nombre d'entre elles exigent que les mesures soient prises en position assise ou allongée puis en position debout. Toutes les méthodes s'accordent cependant sur le fait que plusieurs mesures sont nécessaires afin d'obtenir un chiffre moyen et de pouvoir juger des performances de son cœur.

Les deux composants principaux du système nerveux autonome sympathique et parasympathique sont comme deux adversaires qui, en collaboration avec vous, veillent pour maintenir l'équilibre de votre corps. Après une VFC, un thérapeute compétent est immédiatement capable de savoir si un patient donné vit surtout avec le pied sur l'accélérateur (système sympathique) ou sur le frein (système parasympathique). Le thérapeute peut aussi savoir si ce sont la cortisone ou l'adrénaline qui jouent le rôle principal dans sa vie et si le patient possède encore suffisamment de réserves d'énergie (de puissance, de performance) disponibles. Mes patients sont toujours éberlués quand je leur annonce les résultats de leur VFC et que je mets le doigt sur leur plus grande source de stress. Nous ne possédons aucun capteur fiable capable d'évaluer le stress, mais nous avons appris à réagir aux signaux subtils envoyés par notre corps.

En matière d'alimentation, nous sommes confrontés en permanence à de dangereux clichés et à de fausses informations avérées. La production industrielle de nos aliments recourt massivement aux additifs et engrais chimiques qui sont autant de poisons. Les produits issus de l'élevage en batterie nous exposent aux champignons, aux bactéries ainsi qu'aux antibiotiques et aux hormones. Saviez-vous que la (bonne) santé des vaches, dont est tiré le lait que nous buvons, ou des porcs, que nous retrouvons sous forme d'escalopes roses conditionnées sous cellophane dans les rayons des supermarchés, n'est pas contrôlée ? Saviez-vous que des animaux de toute évidence malades sont abattus et utilisés quand même ? Une jeune truie peut avoir une mauvaise santé à l'instar d'un enfant en excédent de poids.

Les vaches à lait ont souvent des pis enflammés ; chez les porcs, c'est l'utilisation à haute dose de l'ammoniac dans les porcheries qui provoque des pneumonies. Les volailles souffrent d'infections fongiques. Et tout cela laisse des traces dans la viande, le lait ou les œufs.

Les végétariens et même les végans ne sont pas forcément en meilleure santé parce qu'ils ont éliminé de leur alimentation les produits animaux. Les résidus d'engrais et les insecticides se retrouvent dans de nombreux aliments, particulièrement lorsqu'ils proviennent d'Asie. Là-bas, les cultures sont régies par d'autres normes ce qui rend l'importation de produits agricoles non seulement possible mais particulièrement lucrative.

Autre problème : il est pratiquement impossible de trouver un aliment sous cellophane qui ne contienne pas de bisphénol A. Ce produit chimique a été à juste titre reconnu comme ayant une action comparable à celle des œstrogènes, susceptibles de provoquer des transformations hormonales chez les hommes (dont l'apparition d'une poitrine). Arrêtons-nous maintenant sur un autre produit ayant trouvé divers moyens de s'introduire dans la chaîne alimentaire : le désherbant Roundup composé du glyphosate, substance active hautement toxique, et de la non moins toxique tallowamine. On le soupçonne d'être à l'origine de l'apparition d'une intolérance au gluten pratiquement épidémique – provoquant donc une intolérance aux céréales (blé, seigle) ou, au moins, la favorisant. Il en est ainsi de nombreuses substances et aliments qui se révèlent plus toxiques que bons pour la santé.

Curieusement, les enfants apprennent dès leur plus jeune âge à faire le tri sélectif des ordures, mais personne ne leur explique que dans de nombreux aliments emballés, ce qui est à jeter c'est le produit lui-même. Il est important de faire très attention à ce que nous achetons. Faire le choix d'une agriculture respectueuse de l'environnement, de produits bio et d'emballages sans plastique accroît considérablement la qualité de votre alimentation, les prix plus élevés pratiqués se justifiant pleinement.

Néanmoins, la plus saine des alimentations peut elle aussi créer des problèmes, lorsqu'elle est consommée à un moment ou en des proportions qui ne conviennent pas. Prenons l'exemple d'un excellent pain de blé complet que vous avez acheté chez votre boulanger préféré. Le pain est encore chaud et il compose votre dîner, accompagnant une salade assaisonnée au vinaigre balsamique et parsemé de copeaux de parmesan. (Je vous entends vous poser la question : mais qu'y a-t-il de mauvais pour la santé là-dedans ? En principe, rien, mais…). Mais regardez l'heure : il est 21 h 30. C'est l'heure qui rend ce pain mauvais pour votre santé car, à cette heure tardive, vous demandez à votre corps une production d'insuline aussi inutile et dangereuse à long terme. En effet, après 19 heures, le corps ne doit plus avoir à digérer des glucides.

Lorsqu'on s'est fixé pour objectif d'être en bonne santé, il s'agit aussi de choisir ses aliments en connaissance de cause et de les consommer au bon moment.

Le froment, présent dans de nombreux aliments, est classé pratiquement comme un poison par un certain nombre de scientifiques à cause de la présence d'une protéine, l'agglutinine de germe de blé, qui joue un rôle important. L'agglutinine de germe de blé est un moyen de défense naturel des plantes afin de se protéger de prédateurs, comme les insectes. Elle appartient à la famille des lectines, de minuscules protéines qui passent pratiquement inaperçues dans les tissus du corps humain et peuvent y causer des dommages (à l'instar des inflammations chroniques). Notre métabolisme est surmené en tentant de décomposer l'agglutinine de germe de blé car nous ne pouvons fabriquer une enzyme capable de le faire. Et c'est ainsi que ces particules s'accumulent dans nos tissus. Au cours des modifications génétiques effectuées dans le cadre de la recherche pour obtenir des céréales résistantes et ayant de bons rendements, on a perdu le principe de « denrée alimentaire »[6]. Le blé peut tout au plus passer comme un aliment pourvoyeur de calories, mais c'est tout. Je vous

6. Dans son ouvrage, *Pourquoi le blé nuit à votre santé* (trad. P. Vanier, Pocket, 2015), William Davis explique pourquoi le blé est responsable de tant de maladies de civilisation.

recommande plutôt le seigle et l'épeautre, deux céréales n'ayant pas subi de modifications aussi radicales.

Après un repas, même modeste, vous arrive-t-il de vous sentir lourd ? Peut-être est-ce dû au fait que vous buvez en mangeant. Là, vous allez penser que je suis complètement fou ! J'ai d'abord mis mon veto sur le jogging en fin de journée, sur un aliment « sain » et voilà que je m'en prends aux boissons pendant les repas ! Alors même que l'on nous conseille systématiquement de boire en mangeant, puisque cela permettrait de ressentir plus vite la satiété et donc d'emmagasiner moins de calories. Même si c'est le cas, il n'en reste pas moins que le fait de boire pendant les repas, et même s'il ne s'agit que d'eau, a un effet tout à fait particulier. De fait, les boissons diluent les acides dans l'estomac et augmentent le pH (c'est-à-dire qu'elles diminuent l'acidité du contenu de l'estomac). Normalement, une grande partie des acides sont utilisés durant la digestion dans l'estomac et le pylore, un muscle constricteur situé à l'extrémité de l'estomac, qui ne laisse passer que le chyme (bouillie semi-liquide provenant de la digestion buccale et gastrique des aliments) doté d'un taux d'acidité bien précis dans l'intestin grêle afin de poursuivre le processus de digestion. Si les acides sont réduits du fait des boissons, le chyme arrive dans l'intestin grêle alors que le travail de l'estomac n'est pas achevé, entraînant gaz et lourdeurs dans l'épigastre (région médiane et supérieure de l'abdomen). Faites donc le test et efforcez-vous d'arrêter de boire entre trente et soixante minutes avant les repas. Abstenez-vous aussi de boire pendant la première demi-heure qui suit votre repas, même un café ou un petit verre d'eau-de-vie. Faites l'essai et vous verrez rapidement les résultats.

Les limites de la médecine

Toutes les personnes pratiquant la médecine, et cela quelle que soit leur spécialité, constatent un changement de paradigme. Des thèses et prescriptions traditionnelles sont remises en question, voire déjà abandonnées, et remplacées par des connaissances nouvelles. Toutefois, la plupart des médicaments continuent à être développés et produits d'après d'anciens modèles biochimiques théoriques car ils sont très rémunérateurs. L'appréhension du corps dans sa totalité est plutôt synonyme de pertes de bénéfices que de gains, les lobbys du médicament n'ont donc aucune envie de s'engager dans cette voie, ce qui est bien compréhensible.

Nous sommes conditionnés par l'idée qu'un médicament doit être prescrit pour chaque maladie. Pratiquement, personne ne recherche sérieusement la cause d'une maladie lorsqu'il est possible de stopper les conséquences d'une maladie par des moyens chimiques. L'un des meilleurs exemples en la matière est l'hypertension. J'ai entendu un grand nombre de patients raconter leur hospitalisation, conséquence de leur hypertension en ces termes : « Ils n'ont pas réussi à mater ma tension. » Les médecins sont rendus responsables de ce que le patient s'est révélé incapable de contrôler. À ma question : « Comment expliquez-vous une tension si élevée ? », je reçois toujours en réponse un regard perplexe et un froncement de sourcils. Mais quelles sont les causes de l'hypertension ? Le stress, les vaisseaux (artères, veines), l'âge, l'hérédité, et quoi d'autre ? On avale alors des bêtabloquants, des inhibiteurs de l'ECA (enzyme de conversion de l'angiotensine) et peut-être aussi quelque chose pour drainer le corps. Vient naturellement s'ajouter un médicament contre le cholestérol (au mieux, des statines), des substances qui ont pu engendrer des effets secondaires, tels que l'impotence, la myopathie, des égarements et un affaiblissement durable du pancréas, lesquels sont passés sous silence puisque les patients sont informés de ces risques ou devraient l'être. Un grand nombre de gens ont une attitude ambivalente face aux effets secondaires des médicaments qu'ils prennent et aux notices. Certains ne lisent pas du tout les notices, convaincus que leur médecin maîtrise parfaitement les choses. D'autres ne les lisent pas par peur des effets secondaires qu'ils pourraient y découvrir. Saviez-vous que les effets secondaires de médicaments prescrits aux États-Unis et en Europe constituent la troisième cause de mortalité derrière les affections cardiaques et le cancer ? Plus de trois cents Américains et plus de trois cents Européens meurent chaque jour des conséquences de la prise de médicaments qui leur ont été prescrits. Le plus souvent, on ne parle des troubles qui peuvent survenir en cas de prise de médicaments que lorsque ceux-ci ont eu des répercussions négatives et durables sur la qualité de vie des patients.[7]

Les effets secondaires de médicaments prescrits par des médecins constituent la troisième cause de mortalité aux États-Unis et en Europe.

Chaque jour, un avion rempli de patients s'écrase des deux côtés de l'Atlantique. Imaginez-vous ce que représente un accident d'avion par jour ? Continueriez-vous à prendre l'avion dans de telles conditions ?

J'appartiens à cette génération de médecins, convaincue qu'il est possible de se passer de cette multitude de médicaments chimiques en se focalisant plus sur l'explicitation de l'origine d'une maladie que sur son traitement. La médecine du futur tente d'ores et déjà de

7. Dans son ouvrage de plus de quatre cents pages, *Remèdes mortels et crime organisé. Comment l'industrie pharmaceutique a corrompu les services de santé* (PU Laval, 2015), le médecin et chercheur danois Peter C. Gøtzsche explique comment, en s'appuyant sur de fausses études, en passant sous silence des études négatives, avec la complicité de médecins et d'employés (responsables des autorisations de mise sur le marché) corrompus, l'industrie pharmaceutique, dans sa quête effrénée de profits, met sur le marché des médicaments en passant totalement sous silence leur dangerosité.

créer les conditions de la bonne santé et c'est dans cette mouvance que se place cet ouvrage.[8]

À l'heure actuelle, la biochimie et les gènes ne savent pas expliquer la génétique de l'Homme. Ainsi on a pu observer que les personnes issues de familles où il n'y a pas de cancer, mais qui sont adoptées dans des familles touchées depuis des générations, ont plus de possibilités d'en avoir un. Ce n'est pas la génétique qui intervient ici, mais l'environnement.

L'épigénétique est la science qui étudie l'interaction entre l'environnement, l'histoire individuelle et les gènes, avec des résultats en totale contradiction avec ce qui a été enseigné depuis des décennies.

Aucune médecine centrée sur la biochimie ne peut véritablement expliquer ce que sont les pensées et les sentiments ou comment des milliards de cellules parviennent à travailler simultanément. On rejette l'idée même de domaines capables d'expliquer la formation des pensées et le mode de fonctionnement des cellules. Et pourtant l'existence de médecins tels que votre serviteur prouve que de tels domaines existent et que nous pouvons en tirer profit. Parmi ces domaines, on trouve la morphogénétique, le champ de la cohérence universelle, le Body Field. Ils interagissent avec nous à l'instar de notre omniprésent champ gravitationnel, dont nous sentons la présence, mais dont nous ne sommes pas toujours capables d'expliquer de façon concluante comment il se forme.

La psychoneuroimmunologie[9] est une autre science toute nouvelle qui doit encore se faire une place. Ici, il s'agit de découvrir comment l'âme, l'esprit et le système immunitaire s'influencent mutuellement. La science établie reconnaît elle-même de plus en plus volontiers ce que la médecine holistique soupçonnait depuis des décennies : nos pensées sont capables de piloter nos actions sur

8. Voir Bruce Lipton, « *La sagesse de vos celulles* » sur CD, Sounds True,2016.

9. Aussi appelée parfois psychoneuroendocrinoimmunologie alors qu'on connaît de mieux en mieux les influences et les relations avec le système hormonal.

le corps ou, au moins, de les influencer. Et, l'inverse est vrai : des actions pilotées par notre corps peuvent modifier nos pensées et nos sentiments. Peut-être réussirons-nous bientôt à décoder l'effet placebo et ses atouts pour l'utiliser dans un autre contexte. L'effet placebo nous permet de recourir à la seule force de notre esprit sur le modèle de base de notre organisme. De cette manière, nos organes et notre système corporel retrouvent le souvenir de leurs formes et de leurs fonctions originelles et les récupèrent. Imaginez-vous que près de 30 % des effets positifs des médicaments ainsi que des opérations sont dus à l'effet placebo. Nous devrions nous réjouir de ce cadeau et non pas l'ignorer.

Je trouve passionnant que nous prenions de plus en plus conscience de ce que notre cerveau sait sur nous et ce qu'en contrepartie nous devrions savoir sur lui. De fait, 5 % de notre conscience correspond à ce que nous appelons la raison et 95 % au subconscient. Néanmoins, notre raison est liée à ce qui peut et doit tout contrôler. Cette domination de la raison, qui ne cesse de grandir, est très souvent un obstacle à la guérison.

Chez les droitiers, l'hémisphère gauche du cerveau correspond aux processus logiques, aux chiffres et aux faits, alors que l'hémisphère droit est le siège des émotions, de l'intuition et de la créativité. Grâce à l'hémisphère gauche, nous serons au mieux en bonne santé, mais nous ne pourrons guérir que si l'hémisphère droit y participe. Pour surmonter une maladie, il faut aussi prendre ses distances avec ses émotions, que l'on soit conscient ou non de ses « zones d'ombre ».

Je pars du principe que vous y avez déjà pensé, même si cela reste très difficile à surmonter. La phrase « Ils n'ont pas réussi à stabiliser ma pression artérielle » passe à côté de l'essentiel car c'est le patient qui a la plus grosse part de responsabilité dans sa guérison. Mais comment cela fonctionne-t-il ? C'est ce que nous verrons dans le chapitre suivant.

3.

Objectif santé

Cela est difficile à accepter, mais il n'y a pas d'autre voie. Chacun est responsable de sa bonne santé présente et future ainsi que des moyens pour y parvenir. Cet ouvrage est précisément consacré à la prise de conscience de sa propre responsabilité ainsi qu'à l'application des connaissances acquises, afin d'obtenir une santé parfaite, un sentiment de plénitude.

Comment expliquer que tant de personnes fument alors que sur chaque paquet de cigarettes est inscrit en gros : « Fumer tue » ? Cette injonction n'est-elle pas suffisamment dissuasive ? À l'évidence, c'est bien le cas car cette information ne suscite aucune émotion. Ce n'est qu'à partir du moment où information et émotion sont étroitement liées que l'information reste gravée dans le lobe frontal de notre cerveau et sera suivie d'effet. Les paquets de cigarettes devraient être accompagnés de petites vidéos montrant des fumeurs en phase terminale. Mais souhaite-t-on véritablement que les gens fument moins ? Tant que l'État gagnera beaucoup d'argent grâce aux taxes sur le tabac, aura-t-il jamais envie de se priver de cette source de revenus ? On prend donc du bout des lèvres des mesures qu'on sait être peu dissuasives. Les apparences sont sauves… ainsi que les recettes.

Dans ce livre, je ne me pencherai pas sur les façons dont on peut arrêter de fumer et, surtout, pourquoi il est important de le faire. Il s'agit pour chacun de prendre des décisions et de se dire : « Ma santé est devenue mon objectif. »

On peut aussi formuler les choses ainsi : « Je m'aime comme je suis », ce qui implique que nous nous fassions tout le bien possible, et non ce qui risquerait de nous faire du mal.

Je vais donc vous donner les outils qui vous permettront de découvrir (seul ou avec l'aide d'un ami, d'un conjoint) quel est votre véritable problème, de savoir où le bât blesse. Vous allez trouver de nombreux exemples tirés de ma pratique qui vous aideront à trouver la voie à emprunter pour améliorer votre santé ou, si nécessaire, pour vous corriger. Les techniques proposées n'exigent aucun matériel, il s'agira tout au plus de veiller à ce que les exercices ne déclenchent pas de crises, mais aussi de débrancher le téléphone, d'occuper les enfants, de nourrir le chien et de l'installer dans son panier. Vous pouvez faire ces exercices chez vous sans devoir y investir trop de temps. Vous n'avez pas besoin d'une tenue particulière et encore moins d'une gourde stylée !

Vous allez faire un test avec un partenaire qui sera capable de vous donner des messages précis pour définir vos « fantômes dans le placard », les sentiments de culpabilité ou les programmes d'autosabotage agissant en vous. Chacun de nous – et je m'inclus aussi – est conditionné par ses expériences, qu'il s'agisse de succès, d'échecs ou de blessures psychiques. À ce titre, les blessures psychiques survenues dans notre enfance ont une grande importance – et pour cause ! – car elles sont présentes à notre insu afin que nous n'y pensions pas sans cesse, ou bien parce que nous ne pouvons pas les effacer. Sans que nous nous en rendions compte, elles limitent notre bien-être corporel, mental ou psychique sur le long terme, le passage des années n'enlevant rien à la pression intérieure mais, au contraire, la renforçant. Les sentiments négatifs refoulés, tels que l'énervement, la colère, la fureur, l'angoisse ou la peur, la honte et la culpabilité pourront provoquer des maladies ou, au moins, mettre un frein à leur guérison. Ce livre vous aidera précisément à venir à bout de ce piège. Lorsque nous découvrons en nous des sentiments refoulés et que nous les acceptons, il devient alors possible de s'en débarrasser. Restez donc curieux, le jeu en vaut la chandelle.

Avant de nous pencher sur les façons de résoudre ces problèmes, il est important de formuler le but à atteindre. J'aimerais que vous l'écriviez. Si ce livre vous appartient, vous n'aurez qu'à utiliser l'encadré ci-dessous ; si ce n'est pas le cas, prenez une belle feuille de papier et notez-y le but que vous vous êtes fixé et que vous vous engagez à respecter.

Le lecteur doit indiquer son souhait.

MA SANTÉ EST DEVENUE MON OBJECTIF.

JE SUIS PRÊT À EN ASSUMER LA RESPONSABILITÉ.

Prénom .... Nom ....

Date .... Signature ....

Pour en finir avec la maladie : options et techniques de résolution

Les bases médicales

Depuis plus de trente ans, je pratique des méthodes qui sont communément désignées comme alternatives ou complémentaires. Je certifie ces procédés, même si je sais qu'ils sont perfectibles et c'est la raison pour laquelle j'ai décidé de participer à leur amélioration. La médecine HOLAR® est une approche issue de plus de trente années d'expérience au cours desquelles j'ai eu recours à de nombreuses méthodes. Dans le choix opéré, j'ai toujours considéré qu'elles devaient être capables non seulement de traiter les symptômes, mais aussi de fixer un objectif supérieur en permettant ou en facilitant l'élaboration de solutions. Car, au final, il s'agit d'identifier la cause d'une maladie et de l'éliminer. Ce n'est qu'à cette condition qu'un rétablissement durable deviendra possible.

Dans cet ouvrage, je soulignerai les principales caractéristiques de ces méthodes, afin que chacun puisse trouver l'approche qui lui convient le mieux et lui permettra de transformer sa vie. Et il en sera de même pour vous, amis lecteurs et lectrices. Une fois que vous aurez décidé de suivre ma méthode, cet ouvrage vous donnera les clés pour vous libérer de blocages préalablement identifiés.

Les bases : l'anamnèse détaillée ou le soliloque

Lorsqu'un nouveau patient prend rendez-vous dans mon cabinet, il reçoit un questionnaire sur ses antécédents (l'anamnèse correspond précisément à la reconstitution du parcours médical du malade en vue d'orienter le diagnostic) en quatre-vingts questions qui passent sa vie en revue. Le dépouillement des réponses a lieu au cours de la première consultation dans le cadre d'une conversation entre quatre yeux. Il donne généralement de nombreuses indications sur les motivations inconscientes et les conflits irrésolus.

À côté des questions habituelles sur les opérations et les maladies passées ou présentes, le patient répondra aussi à des questions anodines du type : « Êtes-vous particulièrement tourmenté par quelque chose (dans votre vie personnelle, au travail, avec votre partenaire) ? » Et parce que le patient est occupé à remplir le questionnaire, il fait une croix à cet endroit, sans beaucoup réfléchir à sa réponse. Naturellement, mes yeux tombent immédiatement sur ces questions lorsque le patient y a répondu par l'affirmative. Souvent, le patient ne se souvient pas de sa réponse, mais elle est bien là et mérite une explication.

Répondriez-vous spontanément à la question si vous étiez tourmenté par quelque chose concernant votre vie personnelle, professionnelle ou votre relation de couple ? Oui ou non ? Pensez-vous que votre réponse pourrait être liée à votre santé ?

Combien de fois avons-nous pu constater que la qualité de vie et la bonne santé dépendaient de la stabilité et de l'accomplissement de sa vie privée ? Le bonheur et la satisfaction dans le travail peuvent ne pas compenser une insatisfaction personnelle ou des déséquilibres dans un couple. Des millions d'êtres humains tentent d'avancer quand même jour après jour, mais c'est l'échec ! De fait, on ne peut échapper à ses misères quotidiennes, pas plus par le sport que par le surmenage ou les dépendances. Les problèmes ne peuvent être résolus qu'à la condition d'en avoir conscience et de travailler à leur résolution. Je ne peux que vous recommander de réfléchir aux maladies, accidents, opérations, etc. que vous avez eus jusqu'à ce jour. Peut-être pourrez-vous déjà comprendre ce qu'ils sous-tendent. Établissez votre propre histoire pathologique en soliloquant, comme si vous répondiez aux questions de votre médecin.

Dans l'anamnèse, on trouve souvent un fil rouge révélant la nature des difficultés auxquelles un patient a été confronté. Ceux qui n'ont cessé de se dérober et d'opter pour des solutions de facilité risquent d'écoper d'une scoliose ou de plonger épisodiquement dans une addiction (drogues, médicaments, alcool, sexe, sport, etc.), alimentant ainsi leur statut de victime. Les troubles thyroïdiens peuvent aussi être des clés pour comprendre les attentes du patient. Généralement, les personnes qui attendent trop peu de la vie tendent à souffrir d'hypothyroïdie, alors que celles qui en attendent trop, sont atteintes d'hyperthyroïdie.

Nombre de réponses donnent aussi des indications sur les maladies auto-immunes dans lesquelles le corps génère des anticorps contre ses propres cellules et structures. Ces maladies indiquent que le malade ne s'aime pas ou peu, mais aussi qu'il continue d'être pris par un conflit qui, en apparence, a été surmonté mais qui, à l'intérieur, bat son plein, ce qui ne peut que mal tourner. Les cas toujours plus nombreux de dysfonctionnement thyroïdien, de thyroïdite de Hashimoto (maladie auto-immune découverte en 1912 par Hakaru Hashimoto) constituent un signe révélateur d'une mauvaise gestion de conflit. Si un patient souffrant de la thyroïdite de Hashimoto parvient à comprendre le contexte de sa maladie et sa façon de fuir, il pourra aussi guérir.

Pensée systémique : les maladies se manifestent à différents niveaux

En examinant les nombreuses structures formant notre globalité, on constate qu'il n'est pas si facile d'établir la cause d'une maladie. Non seulement sommes-nous constitués de soixante-dix milliards de cellules, mais aussi d'un corps émotionnel et d'un corps mental. C'est la raison pour laquelle tout ce que nous vivons ou tout ce que nous enregistrons comme vécu ne va pas forcément se concrétiser dans cette vie.

Notre passé se nourrit à trois sources fondamentales, lesquelles peuvent naturellement avoir un certain nombre de conséquences :

1. Nous portons en nous l'empreinte génétique de nos ancêtres. Selon l'épigénétique, une science relativement neuve, le concept de vie et l'expérience de la vie, tout comme la structure génétique des molécules de protéines pour la formation de nos hormones sont transmises héréditairement. Seules certaines parties de notre ADN sont utilisées, et certains « boutons de commande » de nos gènes activés.

2. À cela s'ajoutent nos incarnations passées, c'est-à-dire des incarnations passées de notre âme sur cette planète, voire, qui sait, sur d'autres planètes, désignées sous le nom de karma dans le bouddhisme. Ce que nous avons fait dans des vies passées peut parfois être un poids dans nos vies et exiger une résolution.

3. Notre véritable passé vécu comprend l'enfance, l'adolescence, le premier amour, le (premier) mariage, etc. Chacune de ces étapes a sa signification et doit être considérée comme une initiation pour ce qui va suivre. Lorsque nous abordons une nouvelle étape sans avoir pris soin de clore définitivement les précédentes, nous risquons d'accumuler des « déchets toxiques » qui pèseront sur la suite de notre vie. Beaucoup ne parviennent pas à tirer un trait sur leur emploi alors même qu'ils ont été licenciés, restant bloqués sur un passé révolu. Certains s'empêtrent dans un divorce avec tout le ressentiment qui peut y être attaché et paralysent leur situation nouvelle avec leur rancœur passée. Nombreux sont ceux qui, lorsque les choses ne vont pas comme ils le souhaitent, retombent dans le même type de conduite ou blâment leur partenaire qui ne réagit pas comme ils l'auraient souhaité, oubliant qu'ils n'ont vraiment aucun droit d'exiger qu'il se torture pour eux.

À cette étape du livre, je souhaite ne pas trop entrer dans le détail. Il est cependant important que vous parveniez à déterminer d'où viennent vos penchants et vos modèles de conduite. Je vous présenterai bientôt des techniques qui vous permettront de les découvrir, techniques que vous pourrez utiliser seul ou avec un partenaire.

La peau s'enflamme – lorsqu'un conflit avec l'extérieur se règle à l'intérieur

Nous avons déjà établi un premier point : nous sommes responsables de la voie que nous empruntons vers la bonne santé ou la maladie. Cela revient à se demander dans quelle mesure nous écoutons notre corps. Un tel principe s'applique aussi aux parents qui doivent pouvoir ressentir ce qui fait du bien à leur enfant. Car les maladies ne sont généralement que des extériorisations corporelles par lesquelles l'âme nous avertit que nous avons dévié de notre mission.

Afin que le concept de résolution de problèmes soit bien clair, je vais vous donner un exemple. Les parents de Zoé, alors âgée de quatre ans, sont venus me consulter car la petite fille souffrait d'une névrodermite sévère (appelée aussi eczéma atopique) accompagnée de démangeaisons. Dans cette maladie, la peau est chaude, enflammée sur une petite partie ou sur tout le corps et démange énormément. On ne peut que se gratter, ce qui entraîne la formation de boutons, de croûtes et l'émission d'un liquide clair qui se mêle au sang des petits vaisseaux de la peau éraflée et forme un dépôt collant. Dans le même temps, les poumons et les intestins sont aussi impactés, entraînant l'apparition de toux ou de problèmes intestinaux (diarrhée, ballonnements). Et c'était précisément ce qui se passait pour Zoé. J'avais rarement vu une atteinte aussi sévère. Visage, bras, torse et jambes étaient littéralement recouverts de pustules et de croûtes. Les démangeaisons étaient particulièrement fortes la nuit et la petite fille ne s'endormait que parce qu'elle était épuisée. « Il faut évacuer par la peau », c'est ce qui me vint à l'esprit. Je réfléchissais à ce qui se passait dans le corps de cette enfant : quelque chose explosait par l'intermédiaire de sa peau. Physiquement, Zoé faisait certes peine à voir, mais ses yeux racontaient une autre histoire. Elle examinait avec curiosité ce qui l'entourait. Ses parents me racontèrent qu'au cours des deux dernières années sa peau avait profondément changé et que, tous les soirs, Zoé souffrait le martyre. Zoé allait se coucher vers 20 heures et, très vite, elle commençait à se gratter. Parfois, ils devaient lui attacher les mains, afin qu'elle ne puisse se blesser. La crème à la cortisone ne se révélait pas toujours efficace à calmer les démangeaisons. Lorsque je demandai pourquoi Zoé devait aller se coucher à 20 heures, sa mère me parla d'une routine qu'il fallait maintenir. Je demandai alors si Zoé était fatiguée à cette heure-là. Sa mère resta coite. Il était 20 heures et Zoé devait aller se coucher.

Je procédai à quelques tests sur la petite fille toujours très bien éveillée et je pus établir qu'elle était allergique aux protéines de lait, au lactose et au blé. Zoé semblait aussi ne pas supporter le sucre de canne. Je lui prescrivis donc des gouttes et des granules homéopathiques pour lutter contre les réactions allergiques. Une multitude d'autres aliments associés étaient eux aussi allergènes, mais pas dans les proportions des quatre déjà déterminés.

Les allergies manifestent presque toujours l'existence d'un conflit non résolu avec son entourage ou d'un désaccord concernant la situation actuelle. Parce qu'une personne ne peut régler un conflit réel, elle mène le combat à l'intérieur de son corps, faisant intervenir des substances apparemment anodines comme le pollen ou certains aliments. Le fait que la personne soit seule à souffrir est secondaire, ce qui compte c'est le combat.

Les parents de Zoé avaient déjà d'eux-mêmes supprimé un certain nombre d'aliments et donc mis en place un régime alimentaire particulièrement restrictif. En revanche, une modification des heures de lever et de coucher de leur fille ne les avait pas effleurés. Nous leur avons donc fait part du traitement complexe qui allait être mis en place. Seuls le blé, les produits laitiers et le sucre étaient complètement bannis. Les gouttes et granules seraient pris plusieurs fois par jour et Zoé ne devait aller se coucher que lorsqu'elle se sentait vraiment fatiguée. Pour traiter les irritations, je préconisai des séances d'acupuncture au laser. En effet, les rayons laser peuvent être modulés, contrairement aux aiguilles. En outre, des enfants de quatre ans n'ont généralement pas un grand amour pour les aiguilles, surtout lors de la première séance, c'est pourquoi j'avais choisi ce type d'acupuncture qui ne crée aucune douleur.

Lors de la visite suivante (environ un mois plus tard), je ne fus pas étonné de constater que la peau de Zoé s'était notablement améliorée et que la relation entre parents et enfant semblait nettement plus détendue que lors de la première consultation. Que s'était-il donc passé ? Environ deux semaines après cette première visite, les résultats des examens de laboratoire étaient arrivés et j'avais rédigé une ordonnance pour des gouttes destinées à reconstituer la flore intestinale de Zoé. La petite fille avait pris ces gouttes sans difficulté et suivait parfaitement son régime alimentaire. Le plus important restait à faire : Zoé devait trouver son propre rythme. Elle voulait dîner à 22 heures, jouer avec sa mère jusqu'à minuit et restait éveillée jusqu'à 1 ou 2 heures du matin, au plus grand regret de celle-ci. Elle allait ensuite se coucher d'elle-même. Elle n'avait pratiquement plus de démangeaisons. Le matin, Zoé se levait sans problème vers 10 heures et pouvait passer quelques heures au jardin d'enfants. Quatre petites semaines avaient suffi pour améliorer notablement son état. L'élimination d'aliments inadaptés et la libération de l'obligation d'aller se coucher à 20 heures ont réconcilié Zoé avec son entourage. Par la suite, les heures de lever et de coucher de la jeune patiente ont été normalisées. Désormais, elle se couche au plus tard à 21 heures et se lève le matin de charmante humeur avant 7 heures. Elle va à l'école où elle se révèle être une écolière avide de savoir.

Ses parents que, dans l'intervalle, je reçus aussi en tant que patients, ont appris à mieux gérer leurs besoins et ceux de Zoé afin de faire régner la paix dans leur famille. Désormais, Zoé peut théoriquement manger tout ce qu'elle veut, ne bannissant que le lait et le blé auxquels sa peau réagit, un phénomène qui pourrait d'ailleurs s'arranger avec le temps.

4.

À vous de jouer!

Vous allez maintenant faire un test. L'un des piliers de la médecine HOLAR® est appelé HOLAR-EFT ou H-EFT. Cette médecine de la parole est basée tout à la fois sur l'Emotional Freedom Technique (littéralement : technique de liberté émotionnelle) de Gary Craig, sur la kinésiologie (technique psycho-corporelle détectant les déséquilibres énergétiques, émotionnels ou physiques) et sur ma propre expérience avec des techniques apparentées. Beaucoup de mes patients ont déjà travaillé avec le H-EFT, c'est à votre tour de le découvrir et de l'appliquer immédiatement.

Il s'agit d'abord de mettre au jour ce qui vous tourmente et pourquoi. Pour ce faire, il y a deux tests, l'un que vous pouvez faire seul et l'autre qui nécessite l'aide de quelqu'un. Dans le meilleur des cas, vous avez des amis sûrs qui vous connaissent depuis longtemps et en qui vous avez confiance car les faits révélés pourront être nouveaux pour vous aussi. Il est impératif de ne pas choisir une personne qui risquerait de colporter des informations très personnelles.

Je vais vous expliquer comment fonctionne chacun des deux tests. Vous serez étonné de découvrir des facettes de vous-même que vous ignoriez jusqu'à présent !

Bousculer ses habitudes : les exercices avec un partenaire

La version qui se fait avec un partenaire est plus objective. Dans la suite du livre, je m'y référerai comme la « Méthode I ».

La personne qui souhaite se lancer dans cette introspection sera désormais désignée comme « le candidat », alors que celui qui l'assiste sera « le testeur » observateur attentif de tout ce qui se passe.

Le candidat (vous-même en l'occurrence) se tient debout avec la main droite sur le plexus solaire, pendant que le testeur, qui regarde dans la même direction que le candidat, se tient derrière lui (à gauche s'il est droitier, à droite s'il est gaucher). Le testeur effleure le dos du candidat du plat de la main, en exerçant une légère pression et place son autre main devant le torse du candidat, par sécurité, afin que celui-ci ne tombe pas vers l'avant.

- Le testeur demande au candidat de répéter des phrases précises à haute voix les unes après les autres. Par exemple : le candidat répète « Je pardonne à mon père du fond du cœur », pendant que le testeur le pousse légèrement vers l'avant. J'appelle cela le « bousculement ». Si le sens de cette phrase a suscité des émotions chez le candidat, le corps va se relâcher brièvement et son dos s'inclinera vers l'avant, ce que le testeur ressentira par l'intermédiaire de sa main. Cette phrase peut aussi ne susciter aucune émotion chez le candidat, qui reste stable et droit. La résistance exercée par la main du testeur, le degré d'inclinaison du torse vers l'avant ou bien encore la facilité avec laquelle le candidat parvient à conserver son équilibre sont tous des indicateurs de l'intensité de la charge émotionnelle. Lorsque la phrase « Je pardonne à mon père du fond du cœur » entraîne une inclinaison vers l'avant du corps du candidat, c'est qu'il ne peut pardonner. Il faudra alors découvrir quelle vieille blessure reste à cicatriser. Dans les chapitres suivants, vous découvrirez de nombreux exemples sur diverses thématiques susceptibles de vous concerner. Pour le moment, contentez-vous de tester ces phrases sur vous-même. Dans chacun des chapitres qui vont suivre, je vous donnerai des instructions spécifiques en la matière. À cette étape, vous devez déterminer les thèmes que vous souhaitez aborder : vous en trouverez une liste détaillée classée par ordre alphabétique dans l'appendice en annexe.

- Il est important que le testeur n'augmente pas la pression exercée sur le dos afin d'obtenir un résultat probant. Gardez-vous de réflexions du type : « Il est certain que… » lorsque vous éprouvez un bousculement car vous risqueriez d'influencer considérablement le processus en cours.

- Grâce à des interventions appropriées (que nous détaillerons par la suite) en choisissant des formules adéquates, on va agir de sorte que la charge émotionnelle d'un événement marquant s'atténue ou disparaisse complètement. Le candidat répète les impulsions de guérison énoncées par le testeur. Nous utilisons ici des formules précises, appelées aussi affirmations, telles que : « Lorsque j'ai peur de ne toujours pas être à la hauteur aux yeux de mon père, je m'accepte tel que je suis », afin de déclencher des changements au niveau émotionnel. Alors que le candidat répète les impulsions de guérison, il massera en même temps le « point douloureux », à hauteur du plexus solaire le grand centre de nos émotions. Le massage de ce point permet de connecter les deux hémisphères cérébraux, mais aussi de faire en sorte que la tête et le cœur parviennent à nouveau à communiquer. C'est extrêmement important car il s'agit de travailler avec les émotions et non pas uniquement avec la raison. Une fois l'affirmation prononcée, le candidat doit prendre une ou deux inspirations afin d'éliminer les déchets toxiques de l'âme. En répétant ce bousculement, on peut savoir si on est parvenu effectivement à évacuer ses scories personnelles et dans quelle proportion afin d'en réduire la charge émotionnelle.

- À l'issue de cette séance, le candidat a établi sa propre liste d'affirmations ; il est désormais capable de poursuivre ce rituel d'« élimination des déchets toxiques » à la maison tous les jours pendant trois ou quatre semaines.

- Pour la recherche en solitaire, je vous conseille de traiter un thème à la fois et de n'en changer que lorsque celui-ci aura été mené à son terme, en vous focalisant sur une seule phrase clé par jour.

S'exercer sans aide extérieure

Cet exercice (désigné désormais Méthode II) vous demandera un peu de pratique avant que vous ne soyez capable d'identifier les réactions de votre corps. Si vous êtes déjà familier avec cette méthode d'auto-interrogations, vous pouvez opter pour différentes façons de formuler une question, par exemple, pour tester des intolérances alimentaires. Vous aurez besoin d'une table, d'une feuille de papier (d'environ 10 cm x 10 cm) sur laquelle vous noterez le thème choisi et la phrase qui vous servira de fil conducteur. Vous y placerez la feuille sur la table et vous vous tiendrez debout devant. En vous aidant (ou non) de la feuille ou vous énoncerez à haute voix le texte qui y est inscrit, par exemple, « je pardonne à mon père du fond du cœur ». Dès lors, il y aura trois cas de figure :

1. À l'issue de la lecture ou de l'énonciation, vous restez immobile et il ne se passe rien. Cela signifie que le thème choisi ne résonne pas en vous. À l'évidence, vous avez pardonné à votre père et êtes désormais en paix avec lui.

2. Vous vous sentez fortement tiré en direction de la table. Cela signifie que rien ne s'oppose plus à la résolution du problème et que le texte inscrit sur votre feuille est déjà une affirmation. Pendant environ deux semaines, à raison d'une fois par jour, pensez à votre père et prononcez à haute voix la phrase désormais familière : « Je pardonne à mon père de tout mon cœur. » Au bout de deux semaines, vous devriez avoir pu établir la paix avec votre père, ce dont vous pourrez aisément vous assurer en refaisant le test.

3. Vous vous sentez rejeté vers l'arrière avec force. Il faut alors retrouver le thème que bloque la phrase écrite sur la feuille de papier. Vous pourriez alors travailler sur une phrase du type : « Même si j'ai peur de ne toujours pas être à la hauteur aux yeux de mon père, je m'aime et je m'accepte comme je suis. » Ou bien réfléchir sur celle-ci : « Même si je suis triste que mon père ne soit jamais vraiment là pour moi, je m'aime et je m'accepte comme je suis. » La phrase qui vous correspondra le mieux devra être prononcée à haute voix tous les jours pendant trois ou quatre semaines. N'oubliez pas d'inspirer et d'expirer profondément à la fin de chaque affirmation afin d'évacuer vos « déchets toxiques ».

La différence entre la deuxième et la troisième possibilité réside dans le fait que dans un cas on obtient un résultat immédiat et que le texte inscrit sur la feuille de papier est déjà une affirmation. Dans l'autre, il faut d'abord identifier le blocage, ce qui sera fait grâce au test et aboutira à de nouvelles formules résolutoires.

Dans les chapitres suivants, vous allez pouvoir découvrir les histoires de quelques-uns de mes patients. Lorsqu'un récit vous trouble fortement, cela signifie sans doute que son contenu joue un rôle dans votre propre vie. Focalisez-vous sur ce thème et exercez-vous selon les modalités que nous venons de décrire. Vous allez être étonné de ces « déchets toxiques » qui se dissimulent en vous, mais ne vous appesantissez pas dessus. Il est tout à fait normal d'avoir des problèmes irrésolus mais, désormais, vous avez le pouvoir de vous en débarrasser[10].

10. Si vous souhaitez aller plus loin dans ces médecines verbales, je vous conseille de vous intéresser à l'analyse transactionnelle (AT – elle met en relief une grille de lecture des échanges que nous avons avec notre entourage et permet d'améliorer nos relations par un travail qui s'articule essentiellement autour de la parole), au NLP, à l'EFT et à l'Access Consciousness® (outils et processus spécifiques pour changer). La démarche se fait en deux temps. Dans un premier temps, on cherche des informations conservées dans l'inconscient et qui empêchent de mener une vie heureuse. Dans un second temps, il s'agit de se débarrasser de ces informations ou de les reformuler.

5.

Formules pour être en bonne santé et pour guérir

J'aimerais vous expliquer, maintenant que vous avez appris à connaître les véritables raisons de votre maladie, comment créer des « impulsions » de guérison, et cela grâce à des exemples concrets. Après avoir fait faire des milliers de tests, je suis toujours aussi étonné de la rapidité avec laquelle on peut se débarrasser de ses symptômes. Une fois que l'on a découvert la cause d'une maladie ou au moins la raison pour laquelle on reste coincé dans un cercle vicieux, on peut entamer immédiatement le processus de guérison. Souvent, les impulsions de guérison se ressemblent car je tiens à ce qu'elles soient exprimées simplement. Cela étant dit, il est important de décrire le sentiment ou l'émotion dominante de la manière la plus précise possible. Derrière la persistance d'une maladie, on trouve des émotions, des sentiments, des humeurs, des affects, la vie intérieure. Passons rapidement en revue ces différentes notions afin de les distinguer.

Sentiment, émotion, humeur

Naturellement, nous connaissons tous la notion de trouble psychosomatique. Nous savons que les sentiments et les événements psychiques peuvent être liés aux maladies. Des émotions bloquées peuvent causer des maladies ou empêcher leur guérison. Quant aux maladies de longue durée, elles peuvent aboutir à un chaos psychique.

Voici des définitions élaborées par mes soins qui vous permettront de différencier clairement les émotions, les sentiments et les humeurs, dans le cadre de cet ouvrage.

✻ La meilleure façon de définir le « sentiment » est d'énumérer ses différentes composantes : la joie, la colère, la pitié, le dégoût, etc. Ce sont là des expériences qui sont autant de révélateurs de son approche.

✻ Les émotions sont complexes, en majeure partie basées sur des modèles élaborés au fil de l'évolution. Elles s'étoffent au cours de la vie, et autorisent des réactions rapides à une situation donnée. En principe, les émotions négatives associées au stress nous permettent d'éviter le danger ou de le maîtriser, tandis que les émotions positives sont associées aux systèmes de récompense. Elles témoignent d'un émoi issu d'un affect qui n'est pas contrôlable. Elles constituent un phénomène naturel efficace, déclenché par la perception consciente ou inconsciente d'un évènement ou d'une situation, affectant aussi bien le corps que l'âme. Cette perception s'accompagne de modifications corporelles et psychiques. Contrairement aux sentiments, les émotions, courtes et intenses, se manifestent extérieurement.

✻ L'humeur peut elle aussi être de courte durée et changer rapidement. Elle dépend souvent des besoins d'une personne, mais sans pour cela être perçue par les autres. La mélancolie en est un bon exemple.

En analysant rétrospectivement sur les dix dernières années de mon activité médicale, j'ai constaté l'existence de blocages susceptibles d'être regroupés en quatre ensembles aux effets semblables, mais aux origines différentes. Chacun de ces ensembles se caractérise par la présence de la combinaison d'une émotion de base avec la peur/l'angoisse.

1. Ne pas se sentir à la hauteur : honte, culpabilité, peur du rejet.
2. Se sentir frustré : colère, fureur, jalousie.
3. Perdre quelqu'un : tristesse, chagrin.
4. Ne pas se sentir à sa place : jalousie, fureur, colère.

Ces manifestations ainsi que les motifs à l'origine de leur apparition sont extrêmement variables. Mais, dans le cadre de cet ouvrage, nous nous arrêterons sur les causes les plus fréquentes de blessures :

- Être quitté
- Échec
- Humiliation
- Injustice
- Rejet
- Trahison

Dans la suite de cet ouvrage, j'aimerais vous donner des exemples tirés de ma pratique correspondant à chacun de ces motifs. Ils vous donneront la possibilité de découvrir l'origine des maladies ainsi que les solutions mises en œuvre pour mes patients. Soyez vigilants : lorsqu'une thématique vous touche particulièrement ou vous fait pleurer, c'est qu'elle joue un rôle chez vous. Et ne soyez pas surpris d'être concerné par plusieurs thématiques. Il est tout à fait normal de découvrir trois, quatre, voire cinq « cadavres dans le placard ». Je souhaiterais attirer une nouvelle fois l'attention sur le fait que nous n'abordons pas ici n'importe quels événements, mais ceux qui furent marquants dans l'enfance, la jeunesse ou la vie adulte d'un individu et qui constituent sa réalité intérieure. Car, comme l'affirmait déjà le philosophe grec Épictète (50-135 apr. J.-C.) : « Ce qui trouble les hommes, ce ne sont pas les choses, mais les jugements qu'ils portent sur les choses. »

Une thématique vieille comme le monde : ne pas être à la hauteur

La crainte de ne pas être à la hauteur concerne chacun d'entre nous. Au cours des cinquante ou soixante dernières années, on n'a cessé de mettre toujours plus l'accent sur la réussite. On fait des promesses aux enfants parce qu'ils ont construit, peint ou récité de magnifique manière – et donc lorsqu'ils ont fait quelque chose de bien. Il n'est donc guère surprenant de regretter l'estime de soi qu'on éprouvait alors que ces regrets mêlés d'impuissance risquent de conduire à l'apitoiement sur soi-même et à la mise en évidence que quelque chose ne va pas. Le fait d'agir comme si tout allait bien est souvent la cause principale du stress subi au quotidien.

Imaginez-vous confronté à une situation stressante. Depuis toujours, votre corps est habitué à produire des taux élevés d'hormones du stress et, pire encore, votre corps en réclame toujours davantage. Vos cellules sont pratiquement « accros » aux neuropeptides que sont l'adrénaline ou la cortisone ; elles ont mis en place les récepteurs appropriés à la surface de votre peau. Une fois le « danger » surmonté, une phase plus calme lui succède et votre inconscient va faire en sorte de continuer à sécréter suffisamment d'adrénaline et de cortisone. Dans le meilleur des cas, vous empêcherez que cette phase calme soit couronnée de succès, vous provoquerez un quasi-accident ou vous vous contenterez tout simplement de prendre des risques. Et, au final, vous vous demanderez ce que vous avez encore fait et si vous ne l'avez pas fait exprès. Maints accidents le troisième jour de ski ainsi que les migraines de week-end en sont issus. Vous allez comprendre ici pourquoi il ne suffit pas de prendre des vitamines. Dans de tels cas, il faut en effet faire une recherche au niveau émotionnel afin que les cellules génèrent des récepteurs pour les vitamines et non pour les hormones du stress.

Nombre de maladies se développent sur une base de pensées et de dogmes négatifs. Depuis la parution des livres de Bruce Lipton, dont

Biologie des croyances, et de films comme *Que savons-nous vraiment de la réalité*, nous avons appris que notre corps peut être influencé par nos pensées et que notre disposition aux maladies dépend plus de notre environnement que de notre patrimoine génétique. La plupart des gens pensent qu'il existe un lien entre pensées négatives et maladie, alors que, en revanche, beaucoup doutent qu'il soit possible de susciter des réactions en chaîne positives pour aboutir à la guérison. En réalité, est en jeu le même processus que si vous déclenchiez une dépression à force de pensées négatives ou que vous résolviez une allergie grâce à des pensées positives et à l'humeur appropriée. Nous nous sommes tellement habitués au négatif qu'il est devenu partie intégrante de nos vies, lorsqu'il n'est pas devenu notre principale occupation.

Prenons un exemple pour comprendre ce que peut signifier ne pas se sentir à la hauteur. Lorsque Natacha vint me consulter pour la première fois, elle avait près de quarante-cinq ans. C'était une femme très dynamique et sûre d'elle du haut de son 1,65 mètre, qui prenait conscience, d'une part de sa grande fatigue et, d'autre part, d'un nombre d'amis qui se réduisait comme peau de chagrin. Elle effectuait un travail particulièrement stressant puisqu'elle était chercheuse dans l'industrie pharmaceutique. Comme je le fais toujours, je lui demandai de me parler de son environnement et du déroulement de ses journées. J'appris qu'elle vivait seule et que, jusqu'à présent, elle n'était jamais restée plus d'un an et demi avec la même personne. Néanmoins, depuis près de cinq ans, elle avait un chien qui partageait sa vie dans son grand appartement. Il la rendait très heureuse et la consolait lorsqu'elle sombrait dans l'une de ses très fréquences phases dépressives. Elle m'avait été adressée à cause de ses dépressions à répétition ainsi que de sa peur croissante du burn-out.

Je demandai à Natacha si elle s'occupait de sa maison ou si elle avait une femme de ménage. Elle me répondit que quelqu'un venait lui donner un coup de main une fois par semaine. Elle ne supportait pas l'idée que des personnes puissent venir chez elle et découvrir un appartement en désordre, c'était donc là une autre source de stress, car elle était désordonnée et devait donc ranger rapidement sa maison avant l'arrivée de sa femme de ménage. Je lui objectai que la femme de ménage était précisément là pour ranger et nettoyer, elle me répondit qu'elle aurait honte que celle-ci put voir son désordre. Cela cachait quelque chose. Je lui demandai ensuite si, dans son travail, elle était aussi exigeante, se donnant beaucoup de mal afin de remettre le travail le plus parfait possible. « Bien sûr, on apprécie la qualité de mon travail », me répondit-elle. Natacha avait l'impression que, pour cette raison, elle en faisait plus que les autres. Je voulus en savoir plus sur son passé en tant qu'enfant, écolière et étudiante. Il apparut que Natacha était déjà alors très performante avec un esprit scientifique. Pendant ses études universitaires, elle avait participé à des compétitions sportives. Elle aimait la musique classique, une passion qu'elle tenait de son père, et avait été pianiste dans un conservatoire. Natacha avait cependant traversé une crise difficile lorsque sa sœur, qui avait cinq ans de plus qu'elle, était morte d'un cancer. Elle avait accompagné sa sœur durant sa maladie et, pour surmonter sa détresse, avait abandonné certaines activités. C'est à cette époque qu'elle avait adopté un chien pour ne pas être seule.

Je lui demandai si elle se considérait comme une perfectionniste et, dans ce cas, dans quels domaines cela se manifestait particulièrement. Elle reconnut être perfectionniste, s'inquiétant de la qualité du travail remis par ses collègues et du sien qui pourrait ne pas être à la hauteur. Je voulais savoir qui avait inscrit en elle cet impératif. Personne ! Elle avait toujours été ainsi, me répondit-elle d'un air étonné. Chaque jour, elle était confrontée à un monde dominé par des hommes et il était important pour une femme de faire un bon travail, voire un meilleur travail que les autres. En me servant de sa réponse je lui donnai une autre perspective sur sa situation personnelle et professionnelle. Que se passerait-il si, dans son travail, son attitude axée sur le rendement était abordée ? Comment se sentirait-elle ? S'aimerait-elle encore sans perspectives de médailles et bonus ? Il s'avéra très vite que Natacha était de ces personnes qui basent presque exclusivement leur estime de soi sur leurs actions. Une approche qui trouve presque toujours ses racines dans un certain type d'éducation. Non pas que les parents encouragent délibérément leurs enfants à battre des records mais, en règle générale, il est vrai que les enfants sont d'autant plus complimentés qu'ils *accomplissent quelque chose de remarquable*, qu'ils ont *réussi quelque chose* ou ont *très bien récité* ou *joué*. Les enfants sont donc récompensés pour ce qu'ils ont fait et sont convaincus qu'ils sont de bons enfants aimés de leurs parents lorsqu'ils font quelque chose de bien. Autrement dit, « ce que je suis n'intéresse personne, mais ce qui compte c'est ce que je fais ». Les enfants ont aussi tendance à agir afin de gagner l'amour de leurs parents, renonçant du même coup à être simplement ce qu'ils sont. Je reviendrai sur cette thématique car elle est aussi récurrente que variée.

Les signes d'un burn-out, lequel n'est pas uniquement dû au stress, se trouvent dans la facture qu'une personne se présente à elle-même. Mais, de quoi s'agit-il ? Imaginez-vous une facture qui établisse le bilan des actions accomplies et des bénéfices immatériels reçus, si le bilan est négatif (c'est-à-dire que quelqu'un a plus donné que reçu en retour), c'est le point de départ d'une spirale de frustrations qui s'achève dans le burn-out. C'est aussi l'explication donnée par les soi-disant chiffes molles ou glandeurs, c'est-à-dire des personnes qui ne sont pas motivées, se contentent – au mieux – de rester affalées dans leur fauteuil et ne souffriront jamais d'un burn-out. Comprenez-moi bien, il ne s'agit pas là d'une invitation à ne rien faire !

Natacha n'était assurément pas une feignante mais tout le contraire : ayant la bougeotte, elle était incapable de rester en place sauf lorsqu'elle s'endormait d'épuisement.

Dans de tels cas, il est vivement conseillé de rechercher les convictions profondes acquises dans l'enfance mais toujours actives à l'âge adulte ? Comment peut-on en sortir ? En ce qui concerne Natacha, je procédai de la façon suivante : le premier test (le « bousculement ») a été consacré à la culpabilité inconsciente. Comme on pouvait s'y attendre, Natacha réagit très fortement lorsqu'elle prononça la phrase : « Je suis coupable » – c'est-à-dire qu'elle bascula fortement vers l'avant… à son plus grand étonnement ! Je lui demandai de masser son point douloureux avec deux doigts et de répéter la « formule magique pour se libérer de sa culpabilité » : « Je me pardonne du fond du cœur car à l'époque je ne pouvais ou ne voulais faire autrement. Je dis oui à mon passé et je le bénis. Je suis en paix avec moi-même. » Afin de m'assurer qu'elle s'était effectivement débarrassée de sa culpabilité, je lui faisais passer un second test de bousculement alors qu'elle disait : « Je suis coupable ». Ce test donna un résultat beaucoup plus limité et, après avoir prononcé la formule magique une seconde fois, la culpabilité avait disparu comme par enchantement. Cela avait si bien fonctionné que Natacha eut désormais une grande confiance en moi et en mes méthodes. De fait, en tant qu'individu cérébral et scientifique, elle était en proie au doute, ce que l'on comprend aisément.

La phrase suivante que je lui demandai de tester s'énonçait comme suit : « J'ai peur de ne jamais être à la hauteur aux yeux de mon père. » À ce moment-là, le père de Natacha était déjà atteint de démence et se trouvait depuis plusieurs années dans une résidence médicalisée. Malgré cela, Natacha réagit très fortement à cette affirmation, s'étonnant une nouvelle fois de sa réaction. La communication avec lui était la plupart du temps à sens unique avec l'impression le plus souvent, qu'il ne la reconnaissait plus. Malgré tout, elle faisait régulièrement les cinq cents kilomètres pour aller lui rendre visite. Ce qui l'étonnait le plus, c'est l'importance du rôle aussi essentiel qu'il avait dans sa vie. Les affirmations que je lui proposais de répéter étaient très simples : « Même si j'ai peur de ne pas être à la hauteur aux yeux de mon père, je m'aime et je m'accepte comme je suis. Je décide de clore une fois pour toutes ce chapitre de ma vie. Je pardonne du fond du cœur à toutes les personnes qui veulent me faire croire que je ne suis pas à la hauteur et que je me dois de tout gagner, et c'est en toute affection que je les démets de leurs fonctions de conseillers et de juges de ma vie. Ils sont désormais libres de suivre leur propre chemin. »

Natacha a répété trois à quatre fois par jour ces affirmations à haute voix, tout en massant le point douloureux. Pour terminer, elle pratiquait deux à trois inspirations avant d'expirer tout l'air accumulé dans les poumons.

Il est fondamental de ne pas mépriser, condamner ou faire la guerre aux personnes qui nous ont placées dans cette situation. Notre meilleure chance de nous débarrasser à jamais de ce qui pèse sur nous et en nous c'est de pardonner, pas seulement avec sa tête, mais de tout son cœur. Tant que nous restons dans la rage, la fureur et le désir de vengeance, ce sont ces sentiments qui déterminent nos réactions. Seul le pardon possède le pouvoir de dissoudre cette colle émotionnelle qui ne nous lâche pas.

Il ne s'agit pas ici d'un règlement de compte, mais d'exprimer ce qui continue à vous mettre en colère, ce que vous auriez voulu dire au moins une fois dans votre vie. Il y a un temps pour cela et je vais vous présenter aussi les techniques qui vous permettront de le faire (les fameuses lettres de colère présentées en annexe) mais, pour le moment, nous en sommes au pardon, au pardon inconditionnel.

Natacha pouvait pardonner à son père. Avec le temps, Natacha put revivre de nombreux autres moments où cet insidieux sentiment de ne pas être à la hauteur avait motivé ses décisions. Elle avait désormais la capacité de dissiper tout ce ressentiment à l'issue d'un travail continu.

Qu'en est-il en ce qui vous concerne ? Avez-vous été touché par l'histoire de Natacha ? Avez-vous fait le test avec un partenaire afin de savoir si la phrase « J'ai peur de ne jamais être à la hauteur aux yeux de mon père » résonne ou non en vous ? Avez-vous fait un essai en vous focalisant sur votre mère ou sur toute autre personne qui a joué un rôle important dans votre enfance (enseignant, prêtre, frère ou sœur aîné, etc.) Il peut aussi s'agir de vos supérieurs hiérarchiques ou de vos formateurs. N'hésitez pas à en faire l'expérience en pratiquant la Méthode I.

Lorsque vous serez convaincu que vous devez pardonner, passez aux affirmations. Nous reprendrons plus tard le cas de Natacha et des problèmes liés à son père.

Les impulsions de guérison face au sentiment de ne pas être à la hauteur

« Même si j'ai peur de ne jamais être à la hauteur aux yeux de mon père, je m'accepte et je m'aime comme je suis et je décide de clore une fois pour toutes ce chapitre de ma vie. Je pardonne du fond du cœur à toutes les personnes qui ont voulu me faire croire que je n'étais pas à la hauteur et que je devais tout gagner (avant tout pour mon père) et c'est en toute affection que je les démets de leurs fonctions de conseillers et de juges de ma vie. Ils sont désormais libres de suivre leur propre chemin. »

(Profonde inspiration et expiration pour terminer.)

Comme vous le voyez, le pardon s'étend à toutes les personnes qui ont suscité en vous ce sentiment de ne pas être à la hauteur. Un père n'est pour ainsi dire que le point de départ car, au cours d'une vie, on rencontre un certain nombre de personnes qui nous dévalorisent, voire nous condamnent. Il s'agit de pardonner à tous et d'y aller à l'économie en traitant tout le monde en une seule fois.

Le complexe de Cendrillon : « Je n'ai pas le droit au bonheur. »

On rencontre très fréquemment des personnes convaincues de ne pas avoir le droit au bonheur. Le complexe de Cendrillon, qui se présente sous diverses variantes, doit impérativement être résolu.

Christine, une femme de cinquante-cinq ans, vint consulter pour cause de fatigue permanente et de manque d'énergie. Les examens médicaux n'avaient rien révélé de particulier et la qualité de son travail cachait son mal-être intérieur. Cadette de trois enfants, elle avait une sœur plus âgée et un frère plus jeune. Dans cette configuration, elle reconnaissait s'être toujours sentie lésée, en particulier après la naissance de son frère, où elle eut l'impression que ses parents ne lui prêtaient plus guère attention. Elle commença à avoir des problèmes de santé, développant allergies et douleurs variées, lesquelles disparaissaient dès qu'elle sortait de chez elle. Elle en avait conservé un certain découragement et, actuellement, lorsque ses propres enfants n'étaient pas à la maison, elle ressentait un vide avec la crainte constante de les perdre.

Dans une telle configuration, il faut chercher une conviction acquise dès l'enfance et qui a perduré à l'âge adulte. Dans le cas de Christine, il s'agissait de la conviction suivante : « Je n'ai pas le droit au bonheur. » Afin d'anéantir cette croyance, le premier test (bousculement) convenait parfaitement pour mettre au jour les sentiments de culpabilité cachés. Comme on pouvait s'y attendre, Christine s'inclina fortement vers l'avant lorsqu'elle dit : « Je suis coupable. » « Mon Dieu, j'ignorais à quel point cette culpabilité me collait à la peau ! » déclara-t-elle. Je la rassurai immédiatement et lui expliquai que nous n'avions pas besoin de savoir ici ce qui se cachait sous cette culpabilité, laquelle se dissiperait d'elle-même à l'issue de la classique formulation de résolution-HOLAR : « Je me pardonne du fond du cœur parce qu'alors je ne pouvais ou ne voulais faire autrement. J'accepte mon passé et je le bénis. La paix règne en moi. » Dès lors, la culpabilité put disparaître.

Lorsque vous vous testez, il est important de résoudre cette question que vous pourrez aborder avec votre partenaire et le bousculement (Méthode I) ou en inscrivant « Je me sens coupable » sur une feuille de papier (Méthode II). Si en faisant le test de la Méthode I, vous basculez vers l'avant, ou vous vous sentez rejeté vers l'arrière avec la Méthode II, cela signifie que la culpabilité est un thème qu'il vous faudra aborder. Il va donc s'agir pour vous de vous débarrasser tout de suite de cette culpabilité en répétant à haute voix la formule suivante, tout en massant un point douloureux.

Les impulsions de guérison face aux sentiments de culpabilité (formule magique) :

Je me pardonne du fond du cœur car je ne pouvais ou ne voulais alors faire autrement. J'accepte mon passé et je le bénis. Je suis en paix avec moi-même.
(Inspiration et expiration profondes pour terminer.)

Revenons à Christine. Il lui reste à passer le test le plus important. En prononçant à haute voix la phrase : « Je crains de ne pas avoir droit au bonheur. », elle bascula sérieusement et ses yeux se remplirent de larmes – un signe révélateur d'un profond trouble émotionnel et, dans le cas de Christine, la base d'une piètre estime de soi. On est ensuite passé à l'action. Suivant mes instructions, Christine posa deux doigts de la main droite sur le point douloureux et le massa pendant qu'elle répétait la phrase suivante : « Même si j'ai peur de ne pas avoir droit au bonheur, je m'aime et je m'accepte comme je suis et je m'autorise à mettre un terme à ce programme d'autosabotage. Je clos ce chapitre de ma vie intitulé "Christine n'est pas à la hauteur" une fois pour toutes et je pardonne du fond du cœur à tous ceux qui m'ont fait sentir que je n'étais pas à la hauteur. Je prends congé de ces personnes en toute amitié et les laisse libres de suivre leur propre chemin. »

La première énonciation de cette phrase ayant engendré une timide réaction positive chez Christine, j'ajoutai ce petit générique de fin : « De par ma naissance, j'ai acquis le droit divin de vivre heureuse et en bonne santé. Je décide donc de faire immédiatement usage de ce droit. » La deuxième énonciation laissa une Christine immobile et droite. Une fois cette conviction (de ne pas avoir droit au bonheur) éliminée Christine pouvait entamer la phase des affirmations, qu'elle allait répéter chaque jour pendant trois à quatre semaines.

Si la phrase « J'ai peur de ne pas avoir droit au bonheur » vous touche, il serait bon de la tester sur vous en recourant à la Méthode I avec un partenaire ou à la Méthode II seul. Si vous avez réagi, reprenez donc les phrases qui ont aidé Christine et commencez sans plus attendre afin de faire table rase de cette problématique une fois pour toutes. L'affirmation à répéter pourra s'énoncer ainsi :

Les impulsions de guérison pour une vie heureuse

« Même si j'ai peur de ne pas avoir droit au bonheur, je m'accepte et je m'aime comme je suis. Je me donne la liberté d'abandonner ce programme d'autosabotage. Je clos le chapitre « Je ne suis pas à la hauteur » une fois pour toutes et je pardonne du fond du cœur à toutes les personnes qui ont voulu me faire croire que je n'étais pas à la hauteur. Et c'est en toute affection que je les démets de leurs fonctions de conseillers et de juges de ma vie. Ils sont désormais libres de suivre leur propre chemin. »

(Inspiration et expiration profondes pour terminer.)

La peur d'être abandonné : le jumeau disparu

De très nombreuses grossesses sont abordées comme des grossesses de jumeaux au cours desquelles l'un des embryons est mort durant les trois ou quatre premières semaines. Cela laisse parfois chez le jumeau survivant un profond sentiment de perte, une grande tristesse et une très forte peur d'être abandonné qui peuvent perdurer toute la vie. De tels patients racontent qu'ils ont supporté une relation malheureuse durant de nombreuses années par crainte de perdre leur partenaire, que le décès d'un ami ou d'une connaissance les a profondément bouleversés. En fait, ces personnes passent leur vie à rechercher le jumeau disparu afin de renouer ce lien primordial.

Mais, au fil du temps, l'illusion de pouvoir retrouver ce frère ou cette sœur a volé en éclats. En voici un parfait exemple.

Angélica souffrait d'une nouvelle phase dépressive et une amie lui avait conseillé de venir me voir. Son anamnèse (reconstitution de l'histoire pathologique d'un malade au moyen de ses souvenirs) laissa supposer que l'origine du problème se trouvait dans une histoire de jumeau et je lui proposai donc de chercher dans cette voie. Comme à mon habitude, j'expliquai à Angélica que le test n'apporterait pas de preuve, mais pourrait révéler l'intensité de son angoisse de perte.

Dans de tels cas, il faut ensuite établir la pertinence de ce thème. Voici les énoncés des tests :

- « Je suis triste que ma sœur jumelle m'ait abandonné. »
- « Je suis triste que ma sœur jumelle m'ait quitté. »
- « Je suis triste que mon frère jumeau m'ait abandonné. »
- « Je suis triste que mon frère jumeau m'ait quitté. »

Cela met en évidence la différence importante entre « être abandonné » et « être quitté ». Le fait d'être quitté engendre de la tristesse, mais être abandonné engendre aussi de la colère car on a le sentiment que l'autre jumeau a pris la poudre d'escampette. Ces quatre phrases ont été testées et, en règle générale, les réactions sont très différentes selon que le frère jumeau/la sœur jumelle était présent durant la première phase de la grossesse. En testant toutes les phrases, il est possible de les classer par ordre d'importance.

Ainsi, Angélica réagit très fortement à la version « Je suis triste que ma sœur jumelle m'ait abandonné » mais pas du tout à celle impliquant un frère jumeau. Il restait à refermer cette blessure. Je lui proposais les formules de résolution suivante : « Même si je suis triste que ma sœur jumelle m'ait abandonnée, je m'aime, je m'accepte comme je suis et je m'autorise finalement à reconnaître les faits. C'était son destin et notre pacte implicite qu'elle peut partir et que je dois rester. Chacune de nous a rempli sa part du contrat. C'est en toute affection que je laisse ma sœur sortir de ma vie et que, sans culpabilité, je la laisse libre de sa destinée. J'accepte mon passé et je le bénis. Je suis fermement ancrée dans le présent et me dirige avec assurance vers un avenir libre et heureux. »

Craignez-vous d'être abandonné ? Avez-vous trop longtemps persévéré dans des relations toxiques ? Êtes-vous bouleversé jusqu'aux larmes lorsque vous apprenez la grave maladie ou la mort d'un ami ou d'une connaissance ? Il est alors temps de travailler sur votre peur de l'abandon. Demandez à votre assistant de vous tester avec les quatre phrases, peut-être l'une d'elles provoquera une réaction bien différente des trois autres. En supposant que vous soyez triste parce que votre frère jumeau vous a abandonné, voici comment vos affirmations pourront être formulées.

Les impulsions de guérison pour un jumeau perdu

Même si je suis triste que mon frère jumeau m'ait abandonné, je m'aime, je m'accepte comme je suis et je m'autorise finalement à reconnaître les faits. C'était son destin et notre pacte commun qu'il puisse partir et que je dois rester. Chacun de nous a rempli sa part du contrat. C'est en toute affection que je laisse mon frère sortir de ma vie et que, sans culpabilité, je le laisse libre de sa destination. J'accepte mon passé et je le bénis. Je suis fermement ancré dans le présent et je me dirige avec assurance vers un avenir libre et heureux.

(Inspiration et expiration profondes pour finir.)

Condamné(e) à souffrir : pas assez bien pour le « cardinal »

Un grand nombre de maladies ne sont pas basées uniquement sur des croyances conçues ou acquises dans l'enfance, mais dérivent d'incarnations précédentes. Lorsque des blessures datant de ces lointaines périodes n'ont pas été guéries, on les retrouve dans la mémoire de nos cellules et elles peuvent se manifester à nouveau dans cette vie. Voici un exemple qui va éclairer mon propos.

Je rencontrai Valérie pour la première fois alors qu'elle n'était qu'une petite fille. Elle vint me consulter par intermittence pour de très fortes douleurs du plancher pelvien, réagissant à chaque fois toujours très bien au traitement par l'acupuncture. Elle revint me voir alors qu'elle avait une trentaine d'années pour les mêmes douleurs, lesquelles étaient réapparues après une pause de plusieurs années, et c'est alors que j'en appris plus sur sa vie passée.

En tant que jeune adolescente en début de puberté, Valérie avait été martyrisée par ses parents, qui justifiaient par des raisons religieuses les douleurs engendrées par l'acte sexuel. Ils abandonnèrent leur fille à d'autres adultes, et cela alla jusqu'à la prostitution. Valérie n'avait personne à qui se confier car ses parents et connaissances semblaient appartenir au même cercle. Cette conviction de ne pouvoir compter sur personne s'était durablement imprimée dans sa mémoire et devait être traitée séparément. Un jour, elle était à la maison avec sa mère lorsqu'on sonna à la porte. Sa mère la prit rapidement par la main et lui dit qu'elle devait se cacher, que c'était la police et qu'il ne fallait pas qu'on la trouve sinon elle aurait de sérieux problèmes. Elle se dissimula donc dans la chambre de ses parents. La peur d'être découverte et, en même temps, l'espoir que la police la trouve et la sauve s'affrontaient en elle mais, au final, Valérie sortit de sa cachette et fut donc trouvée par le policier, lequel l'emmena et la viola à plusieurs reprises. En réalité, cet homme était un proche de ses parents qui s'était déguisé en policier. Elle fut prostituée délibérément, comme elle le découvrit par la suite. Elle constata avec effroi que la police ne pouvait pas l'aider, qu'elle n'avait personne pour prendre soin d'elle et en qui elle pouvait avoir confiance.

La conviction suivante s'était enracinée en elle : « Je suis condamnée à souffrir dans cette vie et n'ai donc aucun droit au bonheur. » Je tentai de dissoudre cette conviction selon ma méthode habituelle, mais ce fut un échec. Dans son enfance, Valérie avait participé à des rituels religieux, ce qui me donna l'idée de créer un modèle spécial. La phrase « J'ai peur que le cardinal ne me trouve jamais à la hauteur » fit nettement basculer Valérie vers l'avant. Le « cardinal » symbolise ici toutes les autorités religieuses ainsi que le lien avec les vies antérieures. Désormais, cette pièce du puzzle se mettait en place et pouvait donc être dissoute dans sa totalité.

Valérie répéta alors la phrase suivante: « Même si j'ai peur que le cardinal ne me trouve jamais à la hauteur et d'être donc condamnée à souffrir et à ne pas être heureuse, je m'aime et je m'accepte comme je suis. Je m'autorise donc à clore une fois pour toutes ce gros chapitre de ma vie. Je pardonne du fond du cœur au cardinal et à tous ses successeurs, y compris à mes parents, qui ont voulu me faire croire que je n'étais pas à la hauteur, et c'est en toute affection que je congédie tous les participants. J'affirme être libérée de tous les serments, vœux et contrats du passé qui m'ont liée jusqu'à ce jour. Je suis ouverte à la plénitude universelle. J'accepte mon passé et je le bénis. Je suis fermement ancrée dans le présent et me dirige avec assurance vers un avenir libre et heureux. Je suis en paix avec le cardinal et tous ses disciples. »

Dès le premier bousculement de contrôle, Valérie resta droite comme un I. Elle reçut les affirmations qu'elle devrait lire à haute voix tous les jours, auxquelles s'ajouta une préparation homéopathique qui lui permettrait de se détendre au cas où l'énonciation de ces affirmations devait susciter en elle de fortes émotions. Un mois plus tard, lors de la consultation suivante, cette thématique était déjà résolue. Lorsque je lui demandais où elle travaillait, elle me répondit qu'elle était secrétaire épiscopale depuis plusieurs années déjà. L'éclat de rire qui accompagna cette information résonne encore à mes oreilles !

L'histoire de Valérie vous a-t-elle interpellé ? Avez-vous déjà travaillé sur la peur de ne pas être à la hauteur, et cela sans résultat ? Dans ce cas, recourez à la Méthode I en présence d'un assistant, prononcez la phrase qui commence par : « J'ai peur que le cardinal ne me trouve jamais à la hauteur… » ou agissez seul avec la Méthode II. Il est très possible que le terme de « cardinal » ne vous corresponde pas. Essayez donc avec « monsieur », « roi », « comte », « baron »,

« magistrat »... Les laïques ont eux aussi fait subir beaucoup de souffrances à leurs sujets.

Si vous avez réagi à la phrase « J'ai peur que ce magistrat ne me considère jamais à la hauteur », voici l'affirmation correspondante pour votre guérison.

Impulsions de guérison pour lutter contre le sentiment de ne pas être à la hauteur :

« Même si j'ai peur que ce magistrat ne me trouve jamais à la hauteur et d'être donc condamné à souffrir et à ne pas être heureux, je m'aime et je m'accepte comme je suis. Je m'autorise donc à clore une fois pour toutes ce gros chapitre de ma vie. Je pardonne du fond du cœur au magistrat et à tous ses successeurs, y compris à mes parents, qui ont voulu me faire croire que je n'étais pas à la hauteur et c'est en toute affection que je congédie tous les participants. J'affirme être libéré de tous les serments, vœux et contrats du passé qui m'ont lié jusqu'à ce jour. Je suis ouvert à la plénitude universelle. J'accepte mon passé et je le bénis. Je suis fermement ancré dans le présent et me dirige avec assurance vers un avenir libre et heureux. Je suis en paix avec le magistrat et ses successeurs. »

(Inspiration et expiration profondes pour finir.)

Ces affirmations devront être répétées chaque jour pendant trois à quatre semaines tout en massant le point douloureux. Prenez soin d'inspirer et d'expirer profondément ensuite à plusieurs reprises afin d'évacuer aussi ainsi toutes les scories émotionnelles.

Abus sexuels : les coupables et ceux qui ferment les yeux

Linda a subi elle aussi des abus sexuels. Dans son cas, c'était son père qui, durant plusieurs années, l'avait violée tous les après-midi à la même heure. À l'époque, sa mère était passée maître dans l'art de fermer les yeux, sans la protéger ou au moins la consoler. Au contraire, elle alla même jusqu'à dire que c'était sa fille qui le provoquait. Les années pendant lesquelles Linda fut abusée par son père la blessèrent profondément et le fait que sa propre mère ne l'eût pas protégée mais accusée rendit les choses plus difficiles encore. Linda avait réussi à séparer son corps de son âme. Son père pouvait avoir son corps, mais il n'aurait pas son âme. Pourtant, c'était bien son âme qui était foulée aux pieds par sa mère. Malgré tout, Linda réussit à survivre. Elle restait cependant incapable d'avoir une vraie relation amoureuse et de laisser ses enfants grandir sans inquiétude.

Linda réagit très violemment à la phrase « Je ne suis pas à la hauteur aux yeux du cardinal » et à « Je suis condamnée à souffrir dans cette vie ». Le fait de ne pas se sentir à la hauteur est de loin la plus grande crainte que développent les enfants, une crainte qui se manifeste encore à l'âge adulte. Être abandonné ou enlevé suscite aussi de très fortes angoisses, mais le fait de ne pas se sentir à la hauteur occupe la première place chez mes patients. La formule de résolution était très proche de celle que j'avais utilisée pour Valérie et elle agit tout aussi rapidement.

Une fois que la problématique « Ne pas être à la hauteur » ne suscita plus de réactions, nous avons pu nous consacrer aux abus dont elle fut victime ainsi qu'à l'attitude de sa mère. Le thème du « cardinal » avait donné une réponse positive rapide, mais hélas de courte durée, qui permit cependant à Linda de me faire confiance pour l'étape suivante et d'être prête à aborder les blessures que son propre père lui avait infligées. Afin que je me rende compte de l'étendue et de l'intensité des blessures, je lui fis tester un grand nombre de formulations. La liste ci-dessous montre à quelles phrases Linda a réagi le plus fortement (les + entre parenthèses témoignent de l'intensité du bousculement de Linda).

- « Je ressens toujours une blessure intense en pensant à ce que mon père m'a fait autrefois. » (+++)
- « J'ai honte de ce que mon père m'a fait autrefois. » (+++)
- « Je me sens complice de ce que mon père m'a fait autrefois. » (+++)
- « Je me sens encore humiliée par ce que mon père m'a fait autrefois. » (+++)
- « Je ressens toujours une grande colère envers mon père à cause de ce qu'il m'a fait autrefois. » (++)
- « Je pardonne à mon père de tout mon cœur. » (++)

Avant même de mettre en œuvre les impulsions de guérison concernant le père, je testai les réactions de Linda face au comportement de sa mère. Voici la liste (plus courte) des affirmations ayant provoqué les plus fortes réactions :

- « Je ressens toujours une blessure du fait que ma mère ne m'ait pas protégée quand j'avais besoin d'elle. » (+++)
- « Je continue de me sentir rejetée par ma mère car, dans le passé, elle n'a pas été là pour moi. » (++(+))
- « Je suis toujours aussi triste que ma mère ne m'ait jamais crue. » (+++)
- « Je déteste ma mère car elle n'a cessé de me livrer à mon père. » (++)
- « Je continue de me sentir trahie par ma mère car elle n'a cessé de me livrer à mon père. » (+++)

Désormais, nous pouvions mettre en place les impulsions de guérison. Elles s'énonçaient comme suit :

« Même si j'ai honte, de ressentir encore les blessures et l'humiliation dues à ce que mon père m'a fait, je m'aime et je m'accepte comme je suis. Je décide de clore ce chapitre de ma vie une fois pour toutes.

Même si je continue de me sentir blessée et trahie par ma mère qui ne m'a pas protégée, même si je suis triste qu'elle ne m'ait jamais crue, je m'aime et je m'accepte comme je suis. Je décide donc de clore ce chapitre de ma vie une fois pour toutes.

Je pardonne à mon père et à ma mère du fond du cœur pour ce qu'ils m'ont fait et c'est en toute affection que je les libère de leurs rôles de violeur et de traîtresse. Ils sont désormais libres de suivre leur chemin à leur guise. »

Généralement, ces impulsions de guérison doivent être répétées chaque jour pendant plusieurs semaines afin de se révéler efficaces. Dans le cas de Linda, il fallut plus d'un an, car de nouvelles facettes des blessures déjà connues ainsi que de nouvelles blessures se firent jour.

Si vous avez été profondément bouleversé par l'histoire de Linda ou si vous avez vous-même subi des abus sexuels, vous pourrez avoir envie de vous tester à l'aide des Méthodes I ou II afin de pouvoir résoudre vous-même ce problème et ses conséquences. Autant je vous recommande de mettre en pratique les impulsions de guérison, autant je vous demande d'être prudent si vous le faites seul : ne pratiquez les tests que lorsque vous vous en sentirez capable intérieurement. En passant par la Méthode I, un autre aspect va se manifester si vous pratiquez avec un partenaire qui n'est ni médecin ni thérapeute et donc nullement soumis au secret professionnel. Si le danger de se confier à un tiers existe et de voir ses confidences utilisées en mauvaise part, il est donc important de fixer les règles de confidentialité avant de commencer.

Une fois les règles édictées et les tests passés, si vous avez fortement réagi, vous pouvez démarrer les impulsions de guérison en les adaptant à votre cas.

Impulsions de guérison en cas d'abus sexuels

Même si j'ai honte, si je ressens encore les blessures et l'humiliation causées par mon père, je m'aime et je m'accepte comme je suis. Je décide de clore ce chapitre de ma vie une fois pour toutes.
Je pardonne à mon père du fond du cœur pour ce qu'il m'a fait et c'est en toute affection que je le libère de son rôle de violeur. Il est désormais libre de suivre sa destinée.

Impulsions de guérison en cas de trahison

Même si je continue de me sentir blessée et trahie par ma mère qui ne m'a pas protégée, même si je suis triste qu'elle ne m'ait jamais crue, je m'aime et je m'accepte comme je suis. Je décide donc de clore ce chapitre de ma vie une fois pour toutes.
Je pardonne à ma mère du fond du cœur pour ce qu'elle m'a fait et c'est en toute affection que je la libère de son rôle de traîtresse. Elle est désormais libre de suivre sa destinée.

(Terminez par des inspirations et expirations profondes)

Qui suis-je réellement? Le pouvoir des noms

Linda n'était pas complètement guérie bien qu'elle eût repris confiance en elle et surmonté le traumatisme d'abus sexuels. Je demandai alors à ma patiente si Linda était son vrai prénom. Elle me répondit que non. En réalité, elle se prénommait Brigitte, mais un certain nombre d'hommes, et tout particulièrement son père, avaient donné une connotation si négative à ce prénom qu'elle avait voulu s'en débarrasser officiellement. Elle avait choisi Linda, qui signifie « tilleul » en allemand. Ce nouveau prénom lui donna la force de cet arbre et elle l'adopta définitivement. Le changement de prénom signifie que des informations originelles sont niées, lesquelles sont cependant sauvegardées dans nos cellules. Dans de tels cas, je teste toujours les différentes configurations des nom et prénom. Linda était mariée et avait pris le nom de son mari. Son nom de jeune fille était Herrmann. On avait donc quatre variations possibles : Brigitte Herrmann, Linda Herrmann, Brigitte Kahlberg et Linda Kahlberg. Et chacune de ces variations pouvait s'énoncer de deux façons selon qu'elle disait : « Je m'appelle… » ou « Je suis… ».

Vous avez sans doute déjà compris que la variante : « Je suis Brigitte Herrmann » lui causait le plus de problèmes. Sa vie passée, celle de son enfance et des abus sexuels, se trouvait encore profondément ancrée dans chacune de ses cellules. Le changement de prénom sur ses documents d'identité ne ferait pas disparaître le problème qui restait à résoudre. De fait, elle se prénommait Linda depuis plusieurs années déjà, sans que cela ait affecté la mémoire cellulaire. Il fallait donc « éliminer »la signature émotionnelle du prénom Brigitte. Une formulation spéciale a permis de le faire et désormais Linda peut choisir dans quelle situation elle veut qu'on s'adresse à elle avec l'un ou l'autre prénom (que nous avons surnommé ses prénoms d'artiste !). Cette formulation, accompagnée dès sa première énonciation d'un sourire, était très courte :

« Même si j'ai peur d'être toujours Brigitte Herrmann, je m'aime et je m'accepte comme je suis et je décide simplement d'accepter cette possibilité. J'assume pleinement mon prénom Brigitte. Même si certaines personnes ont fait un usage répugnant de ce prénom, ils n'ont modifié ni ma valeur intrinsèque ni celle de ce prénom. Je m'appelle Linda et je suis aussi forte qu'un tilleul. »

Payer pour ses ancêtres? Ça suffit!

Notre propre incarnation n'est pas la seule source de nos devoirs et de nos problèmes. De fait, nos ancêtres peuvent nous avoir légué des « déchets toxiques ». Puisque cela arrive très fréquemment, il est donc important de suivre les traces des informations toxiques ainsi transmises.

La Bible abordait déjà la culpabilité qui remontait « jusqu'aux troisième et quatrième générations », les forfaits d'une génération se répercutant sur les suivantes. Pendant les deux guerres mondiales et tous les conflits qui suivirent, les actes de violence potentiels apparurent tout simplement incommensurables. On ne s'étonne donc pas que ceux-ci puissent émerger des profondeurs de chacun et de nous empêcher d'être heureux. Pouvons-nous et devons-nous résoudre ce passif? Ma réponse est oui!

D'abord, il faut le regarder en face pour le trouver. La phrase dédiée au bousculement s'énoncera ainsi: « J'ai peur de devoir toujours payer pour mes ancêtres. » Lorsque cette phrase déclenche une réaction positive, la progression se fait à petits pas.

C'est précisément ce qui se passa avec Lydia. Elle avait déjà recommencé tant de choses et connaissait un nouveau départ positif. Mais, en très peu de temps, le souffle s'était tari et le succès n'avait pas été au tournant. Pourtant, elle n'avait pas de blocage lié à la peur de réussir, cela, elle l'avait déjà démontré à plusieurs reprises. Il devait donc y avoir d'autres raisons encore bien cachées.

Je ne me souviens plus de ce qui m'avait poussé à orienter mes recherches sur ses ancêtres. Il est souvent impressionnant de constater l'importance de l'héritage ancestral dans notre vie et le pouvoir qu'il y exerce. Et c'est ainsi que nous avancions ensemble pas à pas dans son passé. Avec les phrases : « Je crains de devoir toujours payer pour mes parents » et « Je crains de devoir toujours payer pour les grands-parents », il ne se passa rien, mais quand Lydia dit : « Je crains de devoir toujours payer pour mes arrière-grands-parents », elle était au bord de l'effondrement. Pour m'assurer que les choses s'arrêtaient bien là, je lui proposai la même phrase pour ses arrière-arrière-grands-parents, qui ne provoqua aucune réaction.

Lorsqu'on teste l'impact des générations précédentes, ce sont souvent les arrière-grands-parents qui déclenchent plus que les autres des réactions positives. Un collègue et ami m'a proposé l'interprétation suivante. Lorsqu'un événement tragique se produit dans une famille, on n'en parle pas, ce que comprend très bien la deuxième génération. En revanche, la troisième génération ignore pratiquement tout des faits, n'a pas conscience de leur incidence sur elle, mais veut savoir ce qui s'est passé. Une volonté qui s'affirme dans les générations suivantes, du moins à un niveau inconscient et symptomatique.

Dans de tels contextes, il peut donc être nécessaire de construire la phrase-test en commençant non par « J'ai peur/je crains » mais par d'autres émotions : « Je suis triste… » ou « Je m'énerve… ». Quelle que soit la formulation utilisée, elle devra se retrouver en miroir dans l'impulsion de guérison.

Lydia appartenait à cette catégorie de personnes qui ont reçu le legs de leurs arrière-grands-parents et se doivent de percer son mystère. La formulation destinée à résoudre le problème sonna juste dans son cas (comme, du reste, dans la plupart des cas) en relation avec ses arrière-grands-parents. Je suis convaincu que vous, chers lecteurs, avez déjà pu élaborer l'énoncé adapté pour Lydia. Il faut la libérer de la peur ou de la tristesse, mais aussi des actions de ses arrière-grands-parents et de leurs conséquences qui, matérialisées par des « déchets toxiques », l'empêchent de mener une vie heureuse. Une fois toutes les pièces du puzzle réunies, voici la formulation à prononcer à haute voix tout en massant le point douloureux :

« Même si je crains (ou que je suis triste) de devoir encore et toujours payer les conséquences des actions de mes arrière-grands-parents et donc de ne pouvoir mener une vie heureuse, je m'aime et je m'accepte comme je suis et je m'autorise à clore une fois pour toutes ce chapitre de ma vie. Je pardonne du fond du cœur à mes arrière-grands-parents et je les fais sortir de ma vie en toute affection. »

Nous pouvons compléter cette formulation ainsi :

« Je ne suis plus disponible lorsqu'il s'agit de payer ou de souffrir pour d'autres. Je coupe les ponts avec tous les poids et contrats du passé auxquels j'étais liée jusqu'à ce jour, par l'intermédiaire de mes ancêtres. J'en suis définitivement libérée. »

Je suis toujours étonné du potentiel libératoire de telles affirmations. Nombre de mes patients m'ont raconté qu'ils eurent le sentiment que le lourd poids qui les oppressait avait disparu et qu'ils pouvaient désormais respirer librement.

La culpabilité de vos ancêtres peut-elle jouer un rôle chez vous ? Découvrez-le concrètement en prononçant la phrase suivante : « Je crains de devoir toujours payer pour mes ancêtres ». Si votre réaction est positive, il vous restera à identifier ces ancêtres. N'hésitez pas à tester la version en commençant par « Je suis triste… » car peut-être cette variante vous correspondra-t-elle mieux. Au cas où vous mettriez en évidence l'implication de vos ancêtres, voici l'impulsion de guérison correspondante :

Impulsions de guérison afin de ne plus payer pour ses ancêtres

Même si je crains de devoir encore et toujours payer les conséquences de ce que mes arrière-grands-parents ont fait et donc de ne pas pouvoir mener une vie heureuse, je m'aime et je m'accepte comme je suis et je m'autorise à clore une fois pour toutes ce chapitre de ma vie. Je pardonne du fond du cœur à mes arrière-grands-parents et je les fais sortir de ma vie en toute affection. Je ne suis plus disponible lorsqu'il s'agit de payer ou de souffrir pour d'autres. Je coupe les ponts avec tous les fardeaux et contrats du passé auxquels j'étais lié jusqu'à ce jour. Je suis libre.

(Terminez par des inspirations et expirations profondes)

Ne pas être à sa place : quand la honte s'allie à la culpabilité

Comme nous l'avons déjà vu, le fait de ne pas se sentir à la hauteur peut revêtir d'innombrables formes. L'une d'elles consiste précisément à ne pas se sentir à sa place ou à se sentir exclu, une combinaison de « ne pas se sentir à la hauteur » avec « se sentir différent », mais additionnée d'une bonne dose de culpabilité. Au début, il n'est pas toujours facile de déterminer si le patient a été exclu (« tu n'es pas des nôtres »), s'il s'est lui-même exclu (« je ne veux pas appartenir à ce groupe ») ; si c'est la honte (« je ne suis pas à la hauteur ») ou la culpabilité (« je fais toujours tout de travers ») qui prédominent.

Certains sentiments peuvent perdurer et troubler la vie d'un individu pendant des décennies, c'est ce que va montrer l'histoire de Rébecca.

Rébecca vint me consulter à cause de fortes douleurs dans la colonne vertébrale qui s'ajoutaient à sa maladie de Parkinson, lesquelles causaient bien du souci dans sa vie. La colonne vertébrale de Rébecca était fortement courbée sur un côté de sorte que les côtes s'étaient décalées par rapport à son bassin, ce qui était particulièrement douloureux. Les muscles de son tronc ne pouvaient plus soutenir son corps comme il fallait, c'est pourquoi elle devait se déplacer avec un déambulateur. Hormis ces douleurs et problèmes physiques, des symptômes parkinsoniens affectaient aussi sa mobilité. C'est pourquoi elle ne pouvait faire que de petits pas, et cela bien avant de devoir se servir d'un déambulateur. Tous ces déplacements étaient lents car elle devait donner le feu vert à chaque mouvement avant qu'il ne se fît.

Une telle combinaison pourra sembler exagérée. Pourtant, une scoliose alliée à une maladie de Parkinson se retrouve très fréquemment chez des personnes qui n'ont cessé de s'adapter et de s'imposer de véritables contorsions depuis l'enfance, tout en contrôlant très strictement leur environnement. Rébecca avait si peur que ses enfants adultes et ses petits-enfants puissent s'apercevoir de quelque chose qu'elle évitait toute interaction avec eux. De son fils, qui était aussi mon patient, j'appris qu'elle communiquait et « était présente » presque exclusivement par téléphone.

Afin de bien comprendre la façon dont la vie de Rébecca avait été gérée, il est important de revenir rapidement sur son enfance. Rébecca naquit peu avant le début de la Seconde Guerre mondiale. À l'âge de trois ans, elle dut quitter Berlin et partir se réfugier en Bavière avec sa mère et sa grand-mère. Son père, qui s'était engagé dans l'armée, ne put rien faire pour sa famille. Elle grandit dans un village de Bavière et profita d'une enfance insouciante, en se conformant cependant aux règles mises en place par sa mère et sa grand-mère. À l'âge de neuf ans, elle repartit à Berlin et ce fut le choc culturel ! Elle se retrouvait dans un monde entièrement différent, où on se moquait de son accent bavarois. Depuis lors, Rébecca s'était toujours sentie rejetée et déracinée. Elle commença donc ce que sa mère avait toujours exigé d'elle et qui devait désormais être appliqué aux autres personnes : satisfaire toutes les attentes.

Les phrases auxquelles Rébecca réagit particulièrement fort vont toutes dans ce sens.

- « J'ai peur que ma mère et ma grand-mère pensent que je ne suis pas à la hauteur. »
- « J'ai honte d'être différente des autres et donc de n'être de nulle part. »
- « J'ai peur que les autres se moquent de moi lorsque je dis quelque chose. »
- « J'ai peur que les autres ne m'aiment pas ou me rejettent si je ne fais pas ce qu'ils veulent. »

Les redoutables répercussions de ces phrases sur Rébecca seront mieux comprises grâce à deux exemples. Elle exerça d'abord un métier que sa mère avait choisi pour elle, mais au prix d'un immense effort sur elle-même, avant de suivre une formation qui lui convenait mieux. Cette nouvelle orientation professionnelle fut une libération qui lui permit de se libérer des griffes de sa mère, mais elle en avait assimilé les idéaux en matière de mariage. Rébecca n'aurait jamais osé choisir un homme qui n'aurait pas reçu l'approbation de sa mère, laquelle influença donc indirectement le choix de Rébecca, ce qui laissa des traces dans son mariage. En effet, Rébecca s'était adaptée corps et âme à son époux, renonçant à la réalisation de ses propres projets. Elle admirait son mari, homme aussi éloquent qu'estimé, et s'était toujours considérée comme inférieure à lui. Néanmoins, lorsqu'elle voulut prendre son indépendance et qu'il s'y opposa, elle ne le supporta plus et le quitta – elle avait alors près de soixante-cinq ans. Elle partit à l'étranger avant de revenir s'installer seule en Allemagne. Lorsque Rébecca arriva à la première consultation, elle était déjà séparée de son mari depuis de nombreuses années, mais vivait néanmoins dans la même localité que lui. Elle avait réussi à se créer son propre cercle d'amis, mais elle y jouait le rôle qu'elle s'était toujours donné. Elle se sentait exploitée, mais incapable de changer quoi que ce fût, redoutant de se sentir rejetée et déracinée.

Dans le cadre du cercle littéraire qu'elle avait rejoint, elle doutait toujours autant d'elle-même. Lorsqu'il s'agissait de donner son avis, de faire la critique d'un livre ou d'un auteur, elle n'osait rien dire car elle était convaincue que les autres en savaient plus qu'elle et considéreraient sa contribution comme sans intérêt et se moqueraient d'elle.

Il restait donc à rééquilibrer certaines facettes de sa vie et à l'apaiser. J'établis alors un concept thérapeutique élaboré autour de deux axes : l'un consistant à lui proposer une thérapie contre les douleurs chroniques sous forme d'acupuncture et destinée à améliorer son quotidien et, l'autre, à la libérer de ses anciennes croyances pour qu'elle parvienne à donner une nouvelle direction à son existence.

Afin de dissoudre les convictions enracinées, nous nous sommes attaqués en priorité au thème incontournable de « ne pas se sentir à la hauteur » car la mère et la grand-mère de Rébecca étaient intimement liées à sa peur du rejet, à sa honte d'être différente et enfin à sa crainte des moqueries. Pour simplifier, je laisse de côté la partie concernant spécifiquement la mère et la grand-mère car vous savez maintenant parfaitement de quoi il retourne. Les autres parties des affirmations s'énonçaient comme suit :

« Même si je crains que les autres ne m'aiment pas ou me rejettent lorsque je ne fais pas ce qu'ils veulent, je m'aime et je m'accepte comme je suis. Je prends la décision de changer ma façon de voir la vie. Désormais, je m'autorise à fixer moi-même ce qui sera au cœur de ma propre vie et sera bon pour moi.

Même si j'ai honte de ne pas être comme les autres, je m'aime et je m'accepte comme je suis et je me donne la liberté pleine et entière de me soutenir moi-même. Il n'existe aucune raison valable pour laquelle je devrais toujours m'adapter et imiter les autres. Je suis ce que je suis, et c'est une bonne chose.

Même si j'ai peur que les autres ne se moquent de moi lorsque je lève la main pour prendre la parole et que je donne mon avis, je m'aime et je m'accepte comme je suis et je décide de me soutenir pleinement. Je m'autorise à donner mon avis et je me considère comme un membre de même valeur que les autres au sein du cercle littéraire. Puisque je ne peux agir sur ce que les autres pensent de moi, je ne dois donc pas m'en soucier. »

J'ai été très heureux lorsqu'à l'issue de la réunion suivante du cercle littéraire, Rébecca, rayonnante, m'annonça qu'elle avait pu prendre part à la discussion, que personne ne l'avait critiquée et que, au contraire, on avait loué son érudition. Elle avait cependant limité ses interventions à des observations dont la véracité était certaine. Lors de la réunion suivante, elle était bien décidée à prendre plus de risques et à donner son avis sans s'appuyer uniquement sur ses connaissances.

Avez-vous noté des ressemblances entre l'histoire de Rébecca et la vôtre ? Avez-vous aussi à lutter contre la honte et la peur d'être la cible de moqueries ? Si c'est le cas, vous pouvez rassembler les affirmations qui vous correspondent après avoir fait le test pour déterminer les thèmes qui jouent un rôle dans votre histoire. Des thèmes qui pourront être exprimés par une ou plusieurs affirmations. Si le thème lié à la honte d'être différent reste un problème non résolu, votre affirmation pourra s'énoncer comme suit :

Impulsions de guérison contre la honte

Même si j'ai honte de ne pas être comme les autres, je m'aime et je m'accepte comme je suis et je me donne la liberté pleine et entière de me soutenir moi-même. Il n'existe aucune raison valable pour laquelle je devrais toujours m'adapter et imiter les autres. Je suis ce que je suis, et c'est une bonne chose. Je me pardonne du fond du cœur d'avoir si souvent douté de moi-même.

(Terminez par des inspirations et expirations profondes)

Si vous n'osez pas participer à une discussion ou défendre vos idées afin d'éviter les critiques, voici les impulsions de guérison qui pourront vous aider :

Impulsions de guérison contre la peur de subir des moqueries

Même si j'ai peur que les autres ne se moquent de moi lorsque je lève la main pour prendre la parole et que je donne mon avis, je m'aime et je m'accepte comme je suis et je décide de me soutenir pleinement. Je m'autorise à donner mon avis et je me considère comme un membre de même valeur que les autres. Puisque je ne peux agir sur ce que les autres pensent de moi, je ne dois donc pas m'en soucier.

(Terminez par des inspirations et expirations profondes)

Ne pas avoir été désiré : quand manque la douceur du foyer

Le fait que tant de souffrances soient consciemment – voire délibérément – infligées aux enfants par leurs parents me laisse sans voix. On peut se montrer exceptionnellement injuste à l'égard de son enfant, il s'agit là d'une faute qui ne se reproduira plus. On peut aussi ne pas être attentif à ses besoins, cela arrive mais n'a rien à voir avec une humiliation ou un rejet délibérés. Lorsqu'on fait sentir à son enfant – ou qu'il lit sur notre visage – qu'il n'était pas désiré, c'est là une blessure profonde infligée sciemment qui l'empêche de faire vraiment confiance. Pourtant, c'est cette confiance qui permet d'aborder le monde sans angoisse et d'y vivre. L'exemple qui va suivre montrera les possibles répercussions dramatiques du fait de ne pas avoir été désiré.

Maria était déjà venue me consulter quatre ans plus tôt pour des angoisses et un état d'épuisement permanent. Chaque jour lui était difficile. Elle travaillait comme pharmacienne à mi-temps, mais se sentait si épuisée qu'une fois rentrée chez elle, elle devait s'allonger, toutes affaires cessantes. Chaque stress la faisait tant souffrir que son travail s'en ressentait, elle avait de crises d'angoisse et de paniques, dont elle avait déjà souffert pendant plusieurs années. Elle était à deux doigts de la dépression nerveuse.

Je ne souhaite pas exposer ici la totalité de la volumineuse et bouleversante anamnèse de Maria, mais m'arrêter sur certains aspects. Maria souffrait déjà dans le ventre de sa mère car celle-ci lui avait fait clairement comprendre qu'elle était un « accident ». Bien évidemment, l'embryon sent s'il est désiré ou non. De plus, le stress de la mère face à sa grossesse se répercute immédiatement sur le fœtus. Une montée d'adrénaline entraîne la formation de nombreux récepteurs de l'hormone de stress dans les cellules, à l'origine d'une forme de dépendance de l'enfant pour ces hormones à l'échelle cellulaire. Dès la naissance, le bébé souffrira de stress, sentant déjà la difficile vie qui l'attend, une vie qui, dès le jardin d'enfants, sera un combat permanent. C'est ainsi qu'un enfant naît combattant et que toute sa vie en est marquée à son insu.

Maria m'apprit que sa mère avait aussi fait une tentative d'avortement et perdu des jumeaux. La vie de Maria avait toujours été un combat et c'est ainsi qu'elle s'était lancée à corps perdu dans le sport de compétition où elle connut ses premiers échecs. De tout temps, elle avait souffert de nombreuses allergies.

Sa situation familiale peut être qualifiée de terrifiante. Imaginez-vous que, chaque fois qu'elle rentrait de l'école, sa mère la tirait par les cheveux jusqu'au salon où elle était battue. Son enfance ne fut qu'une succession de traumatismes à cause desquels elle rejoignit précocement un groupe spirituel. Toutefois, elle se rendit compte que là non plus il ne s'agissait pas de salut de l'âme, mais surtout de pouvoir et de hiérarchie, de sorte qu'elle quitta rapidement ce groupe. Maria avait fait plusieurs séjours dans des cliniques spécialisées dans les troubles psychosomatiques, qui lui avaient toujours fait du bien, mais sans jamais résoudre ses problèmes. Dans son travail, elle n'avait jamais vraiment connu le succès, ses performances n'étant jamais à la hauteur de ses espérances. En son mari, elle trouva enfin un homme doté d'une véritable intelligence du cœur et capable de la sortir de la grande majorité de ses crises. Mais ce rapport s'avéra relativement difficile à conserver car son époux avait ses propres problèmes.

Le traitement de Maria s'étendit sur plusieurs mois car un problème réglé, un autre se faisait jour et sur laquelle il fallait travailler. Voici les principaux problèmes abordés ensemble :

- Le sentiment de ne pas être désirée et d'être rejetée ;
- Le sentiment de ne pas être à la hauteur ;
- Le sentiment de ne compter pour personne, même pas pour soi-même ;

- Le manque d'attention de ses parents et la perte d'une confiance première ;
- Le sentiment de porter une armure qui la rend invisible par peur qu'on lui fasse une demande à laquelle elle serait incapable de répondre ;
- La perte de ses sœurs jumelles.

Vous imaginez bien qu'il faut du temps pour pouvoir établir une liste comme celle-ci et il est impossible de mettre en place de nombreuses impulsions de guérison simultanément. Il faut faire preuve de doigté pour trouver la meilleure combinaison de formules de même intensité. Dans le cas de Maria, je choisis deux thématiques : le sentiment de ne pas avoir été désirée et la cape d'invisibilité.

Le fait de devoir toujours justifier son existence et son aspiration au bonheur peut être insupportable. Maria avait apparemment déjà résolu ce problème avec sa raison. Pourtant, quand on prend en compte l'inconscient, et cela passe bien sûr par le bousculement, on voit les choses différemment. Sont alors mis en lumière des traits de caractère que Maria aurait bien aimé cacher, à savoir ses faiblesses émotionnelles, sa piètre estime de soi et son manque de confiance en soi. Comment va-t-on pouvoir introduire cela dans les impulsions de guérison ?

Si vous avez aussi le sentiment de ne pas avoir été un enfant désiré, d'avoir de mauvais rapports avec vos parents et que vous n'auriez jamais dû naître, il faut alors rassembler les impulsions de guérison qui correspondent à votre cas.

Voici les formules mises au point pour Maria :

Impulsions de guérison après avoir été rejeté

Même si je suis infiniment triste que ma mère ne m'ait jamais désiré, qu'elle m'ait toujours rejeté et martyrisé, je m'aime et je m'accepte comme je suis. Je décide de clore une fois pour toutes ce chapitre de ma vie. Je remercie ma mère de m'avoir mis au monde et je lui pardonne du fond du cœur d'avoir rendu mon début de vie aussi difficile. Je comprends maintenant qu'elle n'avait trouvé aucun autre moyen de traiter ses propres « déchets toxiques » quand elle s'en prenait à moi. L'amour maternel non reçu restera toujours un manque, mais j'ai la capacité de générer l'amour dont j'ai besoin. Je me promets de le faire à grande échelle. En toute affection, je fais sortir ma mère de ma vie et je la laisse libre de suivre son chemin. J'accepte mon passé et je le bénis. Je suis fermement ancré dans le présent et je me dirige, calme, conscient de ma valeur et le cœur vaillant vers un avenir libre et heureux.

(Terminez par des inspirations et expirations profondes)

La cape d'invisibilité : « Je ne suis vraiment pas là. »

La majorité d'entre nous fait au moins une fois dans sa vie l'expérience de se trouver au mauvais endroit au mauvais moment. Parce que nous ne voulons pas que pareille expérience puisse se répéter, nous avons tendance à la masquer ou la nier, au lieu de la traiter. Ainsi, lorsqu'un enfant a toujours été exploité par sa famille, dès qu'il a l'impression de ne rien avoir à faire, il élabore une stratégie pour avoir l'air occupé tandis que les enfants de son entourage sont autorisés à jouer dans leur temps libre. Si, au sein du foyer, un enfant a endossé le rôle de Cendrillon, une fois devenu adulte, il aura tendance à vouloir s'en libérer et à « se planquer ». Il portera sa cape d'invisibilité afin de ne pas être vu et de ne pas être accablé de tâches ingrates. La cape d'invisibilité peut aussi lui donner la possibilité de prendre le large en toute discrétion lorsque tout va mal !

Une telle cape a assurément des avantages, mais aussi des inconvénients, puisqu'elle enlève l'opportunité de remporter un succès potentiel, une gratification satisfaisante.

Maria, dont vous avez fait la connaissance au chapitre précédent, avait revêtu sa cape d'invisibilité afin de se protéger des critiques et des contraintes, car ses limites étaient apparues aux yeux de tous et elle ne voulait pas être à nouveau envahie par la panique ou poussée jusqu'au burn-out. Elle voulait se débarrasser de ses angoisses et ne plus être importunée. Parce qu'il est important de se présenter à visage découvert dans sa propre vie, d'y être fortement ancré, de s'exposer, de briller dans son propre rôle, les capes d'invisibilité, de quelque sorte qu'elles soient, constituent un handicap.

On peut tout au plus se servir d'une cape d'invisibilité lorsqu'on s'est garé là où il ne fallait pas ! Il s'agit alors d'envelopper sa voiture d'une cape d'invisibilité virtuelle afin qu'aucune contractuelle ne se matérialise et ne vienne glisser un petit papillon sous l'essuie-glace. On prend cependant le risque qu'un autre conducteur ne voit pas la voiture et se gare trop près, la raye ou pire…

Dans la « vraie vie », il faut renoncer aux capes d'invisibilité, quelles qu'elles soient. C'est ainsi qu'on pourra pleinement s'assumer.

Si vous avez tendance à fuir, si vous vous retrouvez avec beaucoup de réticences au cœur des événements et que vous aimeriez mettre des limites aux contraintes qui vous accablent, une cape d'invisibilité peut se trouver derrière tout cela. Dans ce cas, vous pouvez vous tester avec les phrases suivantes :

- « J'ai peur d'avoir toujours besoin de ma cape d'invisibilité afin de me protéger de trop grandes exigences. »
- « J'ai peur d'avoir toujours besoin de ma cape d'invisibilité afin de pouvoir me retirer. »
- « J'ai peur d'avoir toujours besoin de ma cape d'invisibilité afin de pouvoir fuir sans être vu. »
- « J'ai peur d'avoir toujours besoin de ma cape d'invisibilité afin de prendre la poudre d'escampette incognito. »
- « Je suis triste d'avoir toujours besoin de ma cape d'invisibilité afin de maîtriser à peu près ma vie. »

Une fois ces tests faits, vous pourrez assembler les impulsions de guérison qui vous conviennent. Pour Maria, c'est l'affirmation avec la possibilité de fuite qui a fonctionné.

Impulsions de guérison contre les capes d'invisibilité

Même si j'ai peur d'avoir toujours besoin de ma cape d'invisibilité pour me protéger de trop grandes exigences, je m'aime et je m'accepte comme je suis. Je décide d'abandonner le concept de cape d'invisibilité. Je suis prêt malgré ma peur à montrer que je suis capable d'accomplir ma mission. Je sais que je suis parfait jusque dans mes imperfections. Je pardonne à tous ceux qui ont suscité mes angoisses ou m'en ont trop demandé et c'est en toute affection que je les fais sortir de ma vie. Je les laisse libre de suivre leur propre chemin. Je me pardonne aussi du fond du cœur pour avoir si longtemps joué à cache-cache avec moi-même. J'accepte mon passé et je le bénis. Je suis fermement ancré dans le présent et je me dirige, calme, conscient de ma valeur et le cœur vaillant vers un avenir heureux. Je suis en paix avec moi-même.

(Terminez par deux ou trois inspirations et expirations profondes)

S'autosaboter du fait d'une féminité refoulée et d'un manque d'amour de soi

J'ai déjà abordé le thème de la peur du succès, mais celui-ci présente diverses facettes. Dans ce nouveau chapitre, j'aimerais présenter une étonnante association de convictions profondes qui n'est pas si rare, mais reste difficile à identifier.

J'imagine que plus d'une lectrice la découvrira en elle ou, du moins, soupçonnera son existence. À la base, il s'agit d'une combinaison du fait de ne pas se sentir à la hauteur, d'une féminité refoulée, d'un amour paternel défaillant et d'un manque d'amour de soi.

Évelyne vint consulter sur les recommandations d'une amie car, depuis un an, elle souffrait régulièrement de migraines et de maux de tête et que, depuis quelques mois, étaient venues s'ajouter des douleurs à l'épaule droite. En outre, elle se sentait de plus en plus malheureuse et ignorait pourquoi. Lors de notre première consultation, elle avait quarante-deux ans, était habillée de manière quelconque et me parlait d'une voix timide de sa situation actuelle. Depuis près d'un an, elle travaillait comme physiothérapeute et conseillère en médecine holistique. Évelyne se sentait opprimée dans son rôle de femme, très prise par son rôle de mère de deux préadolescents, tentant de pouvoir réaliser son souhait le plus ardent : prodiguer des soins énergétiques. De fait, sa formation en médecine énergétique lui avait permis de reconnaître son potentiel mais, concrètement, elle se sentait inhibée. Jusqu'à présent, toutes ses tentatives de libération avaient été boycottées, essentiellement par elle-même.

J'imagine désormais, chers lecteurs et lectrices, que vous êtes familiers de la conviction de ne pas vous sentir à la hauteur, alliée à un autosabotage conscient. Concrètement, qu'est-ce qui se cache ici ? Je parlais avec Évelyne de ses vêtements passe-partout et de son indifférence en contradiction avec l'aura qui émanait d'elle. Elle rougit et reconnut que j'avais abordé un thème qui la préoccupait. Mariée à deux reprises, elle était la mère de deux enfants, mais n'avait jamais véritablement pu ou voulu laisser s'épanouir sa féminité. En la matière, son mari ne s'était malheureusement jamais montré exigeant, de sorte qu'elle avait cessé de vouloir changer. Dans sa situation actuelle, qui laissait percevoir déjà un début de dépression, elle reconnut être perturbée par son manque de féminité.

Comme les examens physiologiques ne donnaient rien et que le traitement de l'épaule pouvait attendre un peu, je commençai à analyser le passé d'Évelyne, en quête d'expériences clés et d'événements chargés en émotions. Il apparut qu'elle avait toujours eu le sentiment de ne pas être aimée par son père, ce que le bousculement confirma par la suite. Le fait de ne pas se sentir à la hauteur vis-à-vis de son père se fit aussi jour. En faisant le test, elle réagit de manière plus forte au terme « Papa » qu'à celui de « père ». Et le même phénomène apparut lorsqu'on testa « Maman » et « mère ». Quand j'observe de tels résultats chez mes patients, je leur conseille généralement de parler de leurs parents avec le vocable qui les touche le moins, voire de les désigner par leurs prénoms. Et ils me font parfois l'objection suivante : « Je n'oserai jamais ! », nous offrant alors notre première thématique.

Après un test positif lié au sentiment de ne pas se sentir à la hauteur vis-à-vis de son père et de sa mère, on aborde le thème de l'amour de soi. Et c'est donc ce que je fis avec Évelyne. Celle-ci réagit fortement à la phrase suivante : « J'ai peur de ne pas être à la hauteur de mes aspirations. » Le test suivant concernait un problème plus important encore, le fait de se mettre des barrières : « J'ai peur de ne jamais m'aimer vraiment ». Je suis convaincu qu'Évelyne n'oubliera jamais sa réaction à cette simple phrase. Si je n'avais pas, comme je le fais toujours, placé mon bras gauche devant elle par mesure de sécurité, elle serait tout bonnement tombée par terre. C'est un peu comme si on avait interrompu le courant circulant en elle, lui faisant perdre toute force dans les jambes. Maintenant que la glace était brisée, Évelyne put commencer à me donner des détails sur sa vie et son vécu émotionnel.

Sa naissance avait été difficile ; d'une certaine manière, on pourrait dire qu'elle n'avait eu aucune envie de venir au monde. En plus, son ouïe étant mauvaise, elle avait déjà été opérée et on lui avait placé un implant en forme d'étrier dans l'oreille gauche. Évelyne ressentait toujours une sensation d'oppression dans la cage thoracique, mais n'avait toujours pas trouvé un moyen efficace d'y remédier. L'obligation de s'occuper des autres avait été au cœur de son éducation. Lorsque je lui demandai s'il ne serait pas temps de s'occuper d'elle, elle me répondit que l'égoïsme était proscrit dans sa famille et qu'elle avait un vrai problème en la matière.

Je lui demandai aussi si elle se sentait plutôt forte ou opprimée chez elle, si elle y riait beaucoup ou si elle préférait rire dans son cabinet. Après une courte réflexion, elle me répondit qu'à la maison elle se sentait d'abord et avant tout épuisée quoi qu'elle fît et quelles que fussent les personnes présentes et qu'elle riait peu. Ces sentiments étaient moins forts dans son travail. Je lui fis décrire le placement de chacun lors des repas pris en famille et constatais qu'aucun principe ne présidait à la mise en place d'une énergétique harmonieuse. Je lui expliquai quelles étaient les conséquences énergétiques d'une absence d'ordonnancement et quels changements je lui proposai de mettre en place. Ce fut son devoir à faire à la maison : repenser la place des membres de la famille durant les repas, et dans d'autres circonstances.

Il s'agissait pour elle de créer une harmonie qui lui permettrait de récupérer aussi vite que possible un maximum d'énergie, mais aussi à sa famille et à son couple de se retrouver. Je la laissai partir – après avoir traité son épaule avec une séance d'ostéopathie – et avec une longue liste de livres avec lesquels elle était déjà familière pour qu'elle se focalise sur le fait de « ne pas se sentir à la hauteur ». Les thèmes de l'enfant mal aimé, de l'amour de soi et de la féminité faisaient l'objet d'une formulation spécifique :

« Même si j'ai peur de ne jamais pouvoir m'aimer, je suis totalement en accord avec moi-même et je décide d'abandonner cette approche de la vie. À partir de maintenant, je me promets de m'aimer, même si cela implique de devoir être égoïste. Je me sens capable de franchir ce pas.

Même si je me sens encore triste et blessée à la pensée que je sois restée une enfant non désirée aux yeux de mon père, je m'aime et je m'accepte telle que je suis et je décide de reconnaître les faits tels qu'ils sont. On ne peut combler l'amour paternel qu'on n'a pas reçu, mais l'amour dont j'ai besoin, je peux le générer toute seule.

Même si j'ai peur de ne pas avoir droit à une vie heureuse et d'être condamnée à souffrir, je m'aime et je m'accepte telle que je suis. Je m'autorise à abandonner cette approche de la vie et à accomplir ma mission.

Même si je suis triste de n'avoir jamais osé manifester ma féminité et être une femme à part entière, je suis pleinement en accord avec moi-même et je décide d'abandonner ce programme. Je sais que je possède les atouts physiques, mais aussi le potentiel intérieur pour être une femme à part entière. Je suis prête et désireuse de vivre tout ce qu'implique la féminité. Je donne désormais à ce potentiel la place qu'il mérite. »

Lorsque, quelques semaines plus tard, Évelyne revint pour une visite de contrôle, je restai bouche bée. Elle était vêtue de manière particulièrement coquette où les couleurs de son corsage, de sa jupe et de son blazer avaient remplacé le pull aux épaules tombantes et le jean gris ce qui traduisait une meilleure confiance en elle, une féminité retrouvée. Elle avait totalement changé l'organisation de ses journées et acceptait beaucoup moins de compromis. Son travail lui donnait beaucoup plus de plaisir et le nombre croissant de ses patients montrait qu'elle était sur la bonne voie. Les rendez-vous suivants furent donc consacrés aux modifications à mettre en œuvre au sein de sa famille. Étant parvenue avec succès à élaborer une image de soi, Évelyne se sentait capable de résoudre de manière optimale les problèmes énergétiques qui se posaient pour elle et sa famille.

Si l'histoire d'Évelyne a résonné en vous, remettant au jour un souvenir personnel, je vous conseille de prononcer les phrases test des thématiques correspondantes. Le manque d'amour de soi et le refoulement de sa féminité ou de sa masculinité apparaissent souvent liés – la découverte de ce problème chez les hommes peut être plus difficile à appréhender que chez les femmes. Cela vaut donc la peine de chercher.

Dans l'élaboration de vos propres tests, je vous recommande les formules suivantes :

- « Je suis triste de n'avoir jamais appris à m'aimer. »
- « J'ai peur de ne jamais parvenir à m'aimer. »
- « Je suis triste de n'avoir jamais pleinement vécu ma féminité/ma
- « masculinité. »
- « J'ai peu de n'être jamais une femme/un homme à part entière. »

Une fois les tests faits, il vous reste à établir vos impulsions de guérison. Celles-ci pourront être centrées sur l'amour de soi, la féminité ou la masculinité. Rédigez ces impulsions de guérison avec des termes qui résonnent en vous : c'est VOTRE voyage vers la guérison.

Impulsions de guérison pour un manque d'amour de soi

Même si j'ai peur de ne jamais pouvoir m'aimer, je suis pleinement en accord avec moi-même et je décide d'abandonner une telle approche de la vie. À partir de maintenant, je me promets de m'aimer, même si je dois me montrer égoïste. Je crois en ma capacité de franchir ce pas.

Impulsions de guérison face à une féminité refoulée

Même si je suis triste de n'avoir jamais osé manifester ma féminité et être une femme à part entière, je suis pleinement en accord avec moi-même et je décide d'abandonner ce programme d'auto-sabotage. Je sais que je possède les atouts physiques, mais aussi le potentiel intérieur pour être une femme à part entière. Je suis prête et désireuse de vivre pleinement ma féminité. Je donne désormais à ce potentiel la place qu'il mérite.

Impulsions de guérison face à une masculinité refoulée

Même si je suis triste de n'avoir jamais osé manifester ma masculinité et être un homme à part entière, je suis pleinement en accord avec moi-même et je décide d'abandonner ce programme. Je sais que je possède les atouts physiques, mais aussi le potentiel intérieur pour être un homme à part entière. Je suis prêt et désireux de vivre tous les attributs de ma masculinité. Je donne désormais à ce potentiel la place qu'il mérite.

Grève de la prostate: devoir être à la hauteur

Abordons le thème complexe de la masculinité par un exemple très éclairant. En matière de masculinité, il peut s'agir de la rébellion contre le père, du besoin d'autonomie, d'éprouver ses propres forces ou de la capacité à s'engager pour soi et pour les autres avec les conséquences que cela implique. Si ces élans furent étouffés dans l'enfance, les hommes concernés souffrent tôt ou tard de maladies caractéristiques, telles que des inflammations chroniques de la prostate ou des tumeurs malignes.

Sébastien fait partie de ces hommes qui ont dû supporter beaucoup de choses dans leur enfance. Il vint me consulter à cause d'une prostatite chronique qui durait déjà depuis vingt-cinq ans et se manifestait toujours sous forme de crises très douloureuses. C'était le cinquante-sixième cas que je voyais en quelques mois pour le même motif. On lui avait donné des antibiotiques à hautes doses sous forme de perfusion, dont l'action n'avait pas été décisive. Dernièrement, cette évolution l'avait conduit à tenter de nouvelles formes de thérapie. Il souffrait depuis plus d'un an d'une épine calcanéenne (épaississement de la membrane fibreuse située sous la peau du pied qui s'insère sous la surface de l'os du talon et s'attache aux orteils) que des mesures médicales permettaient d'apaiser pour de courtes durées seulement.

L'anamnèse de Sébastien m'apprit qu'il avait grandi avec une sœur aînée (de deux ans de plus que lui) et un frère cadet (de sept ans de moins). Il avait été martyrisé par son père et s'était réjoui de la séparation de ses parents, intervenue alors qu'il avait quatorze ans, le divorce étant entériné deux ans plus tard. Sa mère ne l'avait pas protégé des agissements de son père et ne l'avait pas soutenu. Au contraire, elle avait longtemps utilisé à ses fins les colères de son mari, jusqu'à ce qu'elle finisse par quitter le domicile conjugal avec ses enfants. Sébastien était marié et avait trois enfants âgés respectivement de treize, vingt et vingt-huit ans. Il avait aussi eu autrefois des calculs rénaux, traités avec succès par ultrasons. Quand je lui demandai quand il avait eu ses premiers cheveux blancs et opté pour des vêtements gris, il me répondit : « Depuis trente ans déjà. ». Il m'expliqua qu'il pensait ne pas supporter certains aliments (vin rouge, arachides) et avait souffert autrefois de troubles gastriques fréquents. À une occasion, il avait dû suivre un traitement antibiotique de longue durée pour soigner une bactérie de la muqueuse gastrique, l'*Helicobacter pylori*.

L'analyse de la biographie et de l'anamnèse de Sébastien laisse apparaître des indices d'une très précoce diminution ou répression de sa personnalité, qui se traduit souvent dans les reins, le système urogénital et les cheveux. Grandir avec un père qui martyrise et opprime son enfant et qui fait de lui la matérialisation de sa propre impuissance, laisse des traces indélébiles. Le manque d'amour paternel et l'absence de soutien maternel entraînent une incapacité à établir des liens de confiance. La virilité est associée chez lui au pouvoir, au mépris et à la répression, lui faisant craindre de devenir un homme.

Mais, en cas de nécessité, comment cet homme sera-t-il à la hauteur ? Dans la société actuelle, cette pression s'exerce inéluctablement sur les hommes à un moment ou à un autre de leur vie. Et je constate que des hommes qui, à cause d'un départ en retraite (imminent ou déjà entériné) pensent avoir définitivement perdu la capacité de se montrer à la hauteur, développent des maladies de la prostate plus ou moins graves. Nombre d'entre eux cherchent ensuite à prendre les choses en main et se verront rappeler par leurs épouses qu'elles ont vécu jusque-là magnifiquement sans eux et que la maison n'avait pas besoin d'un nouveau chef. En se faisant ainsi remettre à leur place, ces hommes se sentent dévalorisés ou inutiles. Sous le choc de cette attaque émotionnelle, leur prostate tombe malade.

Mais il est aussi possible de souffrir de la prostate à un plus jeune âge, comme ce fut le cas de Sébastien. Il avait décidé de montrer ses capacités à son père en devenant maître d'œuvre en construction métallique et chef d'entreprise. Il avait fondé une famille de trois enfants sur lesquels il avait soigneusement veillé. Il se consacrait à son entreprise, tandis que sa femme s'occupait de la maison et des enfants. Si l'on jugeait sur les apparences, il avait de toute évidence réussi. Si la prostatite chronique dont il souffrait depuis vingt-cinq ans ainsi que l'épine calcanéenne montraient que sa situation satisfaisait son ego, quelque chose semblait ne pas convenir pas à son inconscient. Qu'est-ce qui clochait ?

Si vous avez lu attentivement le chapitre précédent, vous savez déjà avec quel conflit fondateur il lui a fallu se confronter d'abord. Comme nous l'avons déjà vu à plusieurs reprises, le fait d'avoir été rejeté ou d'avoir subi des mauvais traitements de la part de l'un des parents n'exclut pas que, devenu adulte, on ne se sente toujours pas à la hauteur vis-à-vis de celui-ci. Il en était ainsi – et je pourrais ajouter « naturellement » – pour Sébastien. Il fut profondément surpris de constater qu'il réagissait fortement non seulement à la phrase « Je suis coupable », mais aussi à « J'ai peur de ne toujours pas être à la hauteur aux yeux de Papa », alors même qu'il avait perdu son père. En fin de compte, il montra le même type de réaction avec la phrase : « J'ai peur de ne toujours pas être à la hauteur aux yeux de Maman », ce qui le fit beaucoup réfléchir. À l'issue de différentes affirmations et bousculements, nous avons pu nous consacrer à d'autres problématiques. Un lien put être établi entre les blessures émotionnelles et les problèmes de prostate. Je posai alors les deux questions suivantes à Sébastien : « Pour qui vous êtes-vous fait autant de mal ? Pour qui êtes-vous devenu chef d'entreprise ? » Spontanément, il me répondit : « Pour moi-même », mais il ne fallait pas laisser passer le grand point d'interrogation qu'on pouvait lire dans ses yeux. De fait, il reprit aussitôt : « Pour mon père ? », « Probablement », lui répondis-je. Il fut surpris par ma question suivante : « Vous sentez-vous à l'aise dans votre rôle de chef d'entreprise ? » Bien qu'il répondît spontanément par l'affirmative, il avait déjà sur les lèvres la réponse suivante : « Pas toujours. J'ai souvent l'impression d'être un peu dépassé. Chaque jour, je dois faire des choix, pas seulement pour moi mais aussi pour les autres. Je dois toujours être le patron et, au fond, ce n'est pas du tout ce que je veux. Parfois, je préférerais être au calme. » Nous étions entrés dans le vif du sujet. Le rôle qu'il avait endossé afin de prouver quelque chose à son père n'était pas taillé pour lui. Si cela avait dépendu uniquement de lui, il aurait été heureux avec une vie beaucoup plus tranquille, alors que, jour après jour, il devait jouer au chef et être à la hauteur, ce qui ne lui convenait pas. Il m'expliqua aussi qu'il devait « toujours faire beaucoup de sport » afin de réduire les tensions nerveuses ressenties, ce qui n'arrangeait pas son problème d'épine calcanéenne.

Il est temps de dire quelques mots sur l'épine calcanéenne. Cette maladie est relativement fréquente et a la même origine chez la plupart des patients. D'un point de vue physique, il s'agit d'une inflammation liée à la présence de dépôts de calcium à la base d'un tendon. Au niveau émotionnel, la douleur au talon empêche de rester trop longtemps à la même place, mais aussi de se déplacer trop vite ou trop loin. Au sens large, on se sent mal si on doit se défendre, qu'il s'agisse de sa personne, de ses intérêts ou de ses projets. Mais il n'est pas question de fuir ! Peut-être a-t-on aussi peur de décevoir quelqu'un sur lequel on a autorité. Comment se sortir d'une telle situation ? On doit avoir confiance en soi et effectuer un premier pas dans une direction qui permettra la réalisation de ses propres projets, tenus secrets jusqu'alors. Et d'avancer ainsi pas après pas.

Mais revenons à Sébastien. Je lui demandais ce qu'il devrait changer dans sa vie pour pouvoir être heureux. Il me répondit du tac au tac et avec une grande justesse : « J'aimerais faire uniquement des choses qui me donnent du bonheur. Et tout le reste je voudrais le bannir à jamais de ma vie. » Comment rendre cela possible ? En premier lieu, je testai plusieurs phrases sur son rôle de chef : « J'ai peur de ne pas être un bon chef » (qui ne le fit guère réagir) et « Cela m'énerve de devoir constamment m'occuper des problèmes d'autrui » (avec une réaction nettement plus forte). « J'ai peur d'être submergé par les problèmes d'autrui. » (en plein dans le mille !) La combinaison de ses propres ressentis – ne pas se sentir à la hauteur et la frustration consciente de ne pas pouvoir s'occuper de lui-même – était à la base de ses souffrances. Avant de pouvoir élaborer des solutions concrètes, il fallut encore se demander s'il ne restait pas des obstacles à surmonter : « J'ai peur de ne plus avoir aucune valeur lorsque je céderai la direction de mon entreprise » – Sébastien fut étonné de la violence de sa réaction à cette affirmation. L'autosabotage, encore et toujours ! N'est-il pas surprenant de trouver simultanément en nous une volonté de changement et des obstacles qui le bloquent?

Dans le cas de Sébastien, je tentai d'avancer grâce à des affirmations complexes :

« Même si j'ai peur d'être débordé par les événements et que, au bout d'un moment, je semble être sur le point de m'effondrer sous leur poids, je sais aussi, et dans le même temps, que s'il ne me revient plus de prendre toutes les décisions, je m'aimerai et je m'accepterai tel que je suis. Il n'est absolument pas dangereux de défaire de tels nœuds. J'effectue donc résolument le premier pas.

Je pardonne à toutes les personnes qui, par intérêt personnel, m'ont fait faire ce que je ne voulais pas et je décide de clore une fois pour toutes ce chapitre de ma vie. Je me promets de céder toutes les fonctions qui me submergent et de me concentrer enfin sur les choses qui m'apportent et apportent aux miens de la joie. Je cesse donc de me définir uniquement par le pouvoir et la responsabilité. Je me présente comme détenteur d'un certain savoir et mets mon expérience à la disposition de ceux qui en auraient besoin, mais il n'est désormais plus important pour moi de me montrer à la hauteur pour prouver quelque chose à moi-même ou à quiconque.

J'accepte mon passé et je le bénis. Je suis ancré dans le présent et je me dirige avec assurance vers un avenir libre et heureux. Je suis en paix avec moi-même. »

Dès qu'il eut prononcé la première affirmation, Sébastien se comporta de manière nettement plus détendue. Il commença à transpirer, prouvant là que des blocages énergétiques s'étaient dissous et transformés en chaleur afin de pouvoir quitter le corps. Et c'est aussi ce que vous constaterez pour vous-même. Plus vous dissoudrez de blocages, plus vous aurez chaud. Il se pourrait même que vous parveniez à faire monter la température de la pièce. Dans les séances où il y eut beaucoup de bousculements et de résolutions, c'est un phénomène que je constate systématiquement – un phénomène bien évidemment vérifié à l'aide d'un thermomètre. Une augmentation de deux degrés (de 22 à 24 °C) n'est pas rare.

Il ne fallut pas longtemps avant que Sébastien puisse mettre en pratique les premières affirmations. Il avait tout de suite réfléchi à qui il pourrait céder ses obligations et commença même à préparer sa retraite. Ainsi, rien ne s'opposait plus à sa guérison. Ce fut seulement une question de temps et de changement de direction jusqu'à ce qu'il se sentît vraiment bien.

Avez-vous reconnu chez Sébastien des plaintes, des conditions de vie ou des problèmes qui ont aussi joué un rôle pour vous-même ? Avez-vous eu des problèmes de prostate après avoir changé quelque chose dans votre vie ? Ou peut-être parce que vous n'avez pas modifié les charges qui vous incombent ? Souffrez-vous d'une épine calcanéenne dont vous ne vous expliquez pas l'origine ? Si c'est le cas, utilisez les affirmations faites pour Sébastien, modifiez-les jusqu'à ce qu'elles vous correspondent parfaitement et répétez-les pendant trois ou quatre semaines. Vous serez étonné du résultat !

Impulsions de guérison pour des problèmes de prostate par crainte de perdre son pouvoir

Même si j'ai peur de perdre mon pouvoir et ma force, que l'on n'ait plus besoin de moi et de perdre toute valeur une fois que je me serais retiré et abandonné mes responsabilités, je m'aime et je m'accepte comme je suis. Je décide d'abandonner ce programme. Je me promets de me consacrer désormais à des choses qui me rendent et rendent les miens heureux, au lieu de satisfaire mon ego. Je cesse de me définir par les seuls critères de puissance et de responsabilité. Je me présente comme détenteur d'un certain savoir et mets mon expérience à la disposition de ceux qui en auraient besoin. Je n'ai désormais plus besoin de me montrer à la hauteur pour prouver quelque chose à moi-même ou à quiconque. Le temps est venu de cueillir en toute sérénité les fruits de mon travail. J'accepte mon passé et je le bénis. Je suis ancré dans le présent et je me dirige avec assurance vers un avenir libre et heureux. Je suis en paix avec moi-même.

Impulsions de guérison en cas d'épine calcanéenne

Même si j'ai honte et que je suis triste de ne pas me défendre (qu'il s'agisse de ma personne ou de mes idées), je suis pleinement en accord avec qui je suis et je décide d'abandonner ce programme. Je sais que j'ai le potentiel pour mettre mes idées en pratique et je fais résolument le premier pas. La résistance qu'on m'a opposée me conforte dans l'idée que j'ai pris la bonne décision. Je défends pleinement mon potentiel et je lui laisse désormais la place qu'il mérite. J'accepte mon passé et je le bénis. Je suis ancré dans le présent et je me dirige avec assurance vers un avenir libre et heureux. Je suis en paix avec moi-même.

Avoir la tête qui tourne : vertige dû à la tristesse et au dévouement

C'est pour moi une source d'étonnement toujours renouvelée de constater le nombre de fois où des personnes sont confrontées à une succession d'épreuves qui sont épargnées à d'autres. Prenons le cas d'Erika.

Lors de notre première rencontre, elle était venue me consulter pour sa plus jeune fille, que je suivais depuis une quinzaine d'années pour une arythmie. Grâce à l'acupuncture, à l'homéopathie et à des plantes médicinales, son état s'était alors rapidement amélioré.

Il y a environ sept ans, Erika est à nouveau venue me consulter car elle souffrait d'épuisement à la suite du décès de son gendre. Elle dut soutenir sa fille, mère de trois enfants, qui gérait jusqu'alors l'exploitation d'un garage avec son mari. Deux ans plus tard, elle était proche du burn-out et sa fille était atteinte d'un cancer dont elle mourut l'année suivante. C'était maintenant Erika qui devait s'occuper des trois enfants, tout particulièrement de sa petite-fille de seize ans, soutenue par son mari, Albert, qui s'occupait de l'aspect financier des choses. Erika et son mari venaient régulièrement faire des visites de contrôle et donnaient l'impression d'être solides. Mais son mari mourut brutalement et Erika en fut profondément ébranlée. Ses souffrances étaient tout simplement devenues trop fortes. Désormais, tout reposait sur elle. Il lui fallut plusieurs semaines avant de parvenir à sortir la tête de l'eau. Pour compenser toutes ces pertes, elle s'occupait plus encore de ses petits-enfants, son dévouement lui permettant d'oublier ses souffrances. Au fil du temps apparurent pourtant des symptômes sérieux, tels que crises de vertige, acouphènes, troubles digestifs et une grosse fatigue, tant et si bien qu'elle ne pouvait plus faire comme si de rien n'était.

Le traitement du déséquilibre physique fut relativement simple. À l'inverse, la situation émotionnelle dans laquelle se trouvait Erika était particulièrement complexe. Celle-ci avait accumulé tant de traumatismes en se jetant dans le travail au lieu d'écouter les signaux d'alarme que lui envoyait son corps qu'elle souffrait désormais d'un véritable burn-out. Son système surmené sonnait l'alarme.

Les vertiges témoignent souvent d'un déséquilibre entre le monde extérieur et la projection que nous en avons, traduisant un désarroi dans l'appréhension de la réalité.

J'intervins de manière méthodique. Je testai d'abord l'intensité de la peine qu'elle éprouvait encore à cause de la mort de sa fille Catherine. Sa formulation était très simple : « J'ai toujours beaucoup de peine d'avoir perdu ma fille. » Comme on pouvait s'y attendre, Erika réagit très fortement. Néanmoins, ses contacts quotidiens avec ses petits-enfants lui permettaient de conserver en permanence un lien avec sa fille. Sans avoir soulagé cette peine, je passai immédiatement au test suivant « J'ai toujours beaucoup de peine d'avoir perdu Albert. » Là encore, une forte réaction mais je pressentais qu'il fallait aller plus loin. « J'ai toujours beaucoup de peine qu'Albert m'ait laissée tomber. » La réaction à cette formulation fut nettement plus forte et pouvait s'interpréter par le fait qu'Erika souffrait moins de la mort de son mari que du surmenage quotidien dû à son rôle de mère de substitution. Les bases pour une formulation d'une solution étaient désormais posées et nous pouvions donc mettre en œuvre les impulsions de guérison.

La peine engendrée par la mort de sa fille s'énonçait ainsi :

« Même si j'éprouve de la peine d'avoir perdu Catherine, je m'aime et je m'accepte telle que je suis et je m'autorise à clore ce chapitre de ma vie. C'était sa vie qui s'est ainsi accomplie, ce n'est ni ma faute ni ma responsabilité. C'est avec tout mon amour que je la fais sortir de ma vie et que je la laisse définitivement libre de suivre sa destinée. »

La peine engendrée par la mort de son époux s'énonçait comme suit :

« Même si j'éprouve beaucoup de peine qu'Albert m'ait laissée tomber, je m'aime et je m'accepte telle que je suis et je m'autorise à clore aussi ce chapitre de ma vie. Je lui pardonne du fond du cœur d'être parti à une période si difficile et je le laisse sortir de ma vie avec toute mon affection. Je le laisse désormais libre de suivre sa destinée. La mort fait partie de la vie et je suis désormais prête à l'accepter. »

Avez-vous perdu des êtres chers ou l'être aimé et continuez-vous à en souffrir des années plus tard ? Si oui, les formules de guérison suivantes doivent vous aider. Si vous avez subi un deuil et avez réagi fortement au test, utilisez les formules suivantes en remplaçant le X par le prénom de la personne concernée.

Impulsions de guérison après la perte d'un être cher :

Même si j'éprouve de la peine d'avoir perdu X, je m'aime et je m'accepte tel que je suis et je m'autorise à clore ce chapitre de ma vie. C'était sa vie qui s'est ainsi accomplie, ce n'est ni ma faute ni ma responsabilité. C'est avec tout mon amour que je le fais sortir de ma vie et que je le laisse définitivement libre de suivre sa destinée. La mort fait partie de la vie et je suis désormais prêt à l'accepter. La perte d'êtres chers fait partie de la vie et je suis désormais prêt à l'accepter.

(Inspirez et expirez profondément deux ou trois fois.)

Impulsions de guérison pour avoir été délaissé :

Même si j'éprouve beaucoup de peine que X m'ait laissé tomber, je m'aime et je m'accepte tel que je suis et je m'autorise à clore aussi ce chapitre de ma vie. Je lui pardonne du fond du cœur d'être parti à une période si difficile et je le laisse sortir de ma vie avec toute mon affection. Je le laisse désormais libre de suivre sa destinée. La perte d'êtres chers fait partie de la vie et je suis désormais prêt à l'accepter.

(Inspirez et expirez profondément deux ou trois fois.)

Ne vous méprenez pas, il ne s'agit pas de vous empêcher d'être en deuil, ce qui est une réaction naturelle, même des années plus tard, dans la mesure où vous vous remémorez tous les bons moments passés ensemble. Mais nombreuses sont les personnes qui, même bien des années après, continuent d'éprouver de la douleur. C'est généralement le signe que l'on n'a pas accepté cette perte. Comme cette douleur n'aide personne, qu'il s'agisse de la personne disparue ou de celle qui reste, il est important de la dissoudre. Pour pouvoir s'en libérer, il est important d'accepter le fait que la mort fait partie de la vie, aussi douloureuse que cela puisse sembler. Lorsque nous nous refusons à laisser partir un défunt, non seulement nous bloquons notre propre énergie, qui ne sera pas disponible pour d'autres relations, mais nous empêchons peut-être l'âme du mort d'entreprendre son voyage de retour dans le monde spirituel. Laissons donc partir nos êtres chers, afin qu'ils soient libres d'emprunter le chemin de leur destinée.

Tout fait mal : rage et tristesse après avoir été quitté

Le fait d'être quitté par son partenaire fait sans doute partie des expériences les plus douloureuses que l'on puisse connaître. Et il est très fréquent que les douleurs de l'âme se manifestent aussi dans le corps. Nous ressentons alors ces douleurs physiques comme étant bien réelles et focalisons toute notre attention dessus. Il s'agit de découvrir pourquoi notre vie peut être si durablement altérée.

Ici aussi, je vais prendre le cas d'une patiente afin de décrire concrètement ce qui est en jeu. Le traitement s'étira sur plus d'une année et j'aimerais vous présenter une partie des changements impressionnants obtenus grâce à la médecine HOLAR. Les cas présentés ici sont ceux de patients souffrant souvent de maladies complexes qui doivent être traitées en cabinet médical, mais dont la recherche des causes peut aussi se dérouler hors du cabinet. Cela s'applique également à la dissolution des blocages. Si vous avez une histoire de vie comparable ou fait de semblables expériences, vous pouvez faire le test. Si vous n'avancez pas ou avez le sentiment que quelque chose s'est bloqué en vous, faites-vous aider par un professionnel.

Charlotte avait une cinquantaine d'années lorsqu'elle vint me consulter pour la première fois. C'était une séduisante avocate qui se présenta avec des douleurs dans tout le corps. « Tout me fait mal » fut sa réponse lorsque je lui demandai où elle ressentait des douleurs. Articulations, muscles, tête, dos, cœur – elle souffrait pratiquement de partout. Lorsque je lui demandai ce qui pouvait être à l'origine de ces douleurs, elle me répondit qu'elle l'ignorait, mais que cela durait depuis un moment déjà. À cause d'une arthrose sévère, on lui avait posé deux prothèses de hanche. Lorsque je lui fis remarquer que l'articulation de la hanche est souvent le lieu où s'accumulent des sentiments refoulés, tels que la fureur, la jalousie ou le ressentiment, elle me répondit qu'elle était bien servie en la matière. Son mari s'était séparé d'elle et de leurs deux enfants (alors âgés de quinze et de dix-neuf ans) depuis quelques années, et s'était engagé dans une nouvelle relation. Elle n'avait toujours pas réussi à accepter le divorce, bien que celui qui n'était pas encore son ex-mari l'y poussât. Pour Charlotte, un divorce était définitif et rompait tous les liens. Curieusement, professionnellement, elle était confrontée quotidiennement aux divorces et à leurs conséquences mais, pour elle-même, elle ne parvenait à adopter une attitude claire.

Elle s'inquiétait alors beaucoup pour sa fille qui, après le départ de son père, avait souffert de troubles du comportement alimentaire. Son fils souffrait lui aussi de la séparation, mais d'une façon totalement différente. Charlotte éprouvait une rage impuissante à l'égard de son mari qui avait détruit le bonheur familial. Elle me donna d'autres détails qui compliquaient son éventuelle acceptation d'un divorce, que je ne souhaite pas répéter ici.

Nous avons donc procédé méthodiquement. Une femme quittée se retrouve confrontée de manière dramatique à son estime de soi. Le fait d'être quitté a toujours quelque chose à voir avec l'image de soi et l'estime de soi. Plus on fait reposer son propre bonheur sur son partenaire, plus la blessure et le désespoir seront forts s'il nous quitte. Et c'est précisément ce qui s'était passé pour Charlotte. Celle-ci avait le sentiment d'avoir tout perdu, comme si le sol s'était dérobé sous ses pieds. Elle avait cherché à reconquérir son mari, mais ce dernier s'était installé depuis longtemps avec une autre femme.

Comme d'habitude dans les cas de manque de confiance en soi, je testai la dépendance enfantine à l'attention des parents. Le fait de ne pas se sentir à la hauteur s'explique pour plus de 95 % des patients par une phase vulnérable advenue durant les six premières années de vie. C'est pourquoi j'effectue le test permettant de savoir si le patient pense avoir droit au succès et à une vie heureuse, s'il a surmonté des blessures, s'il a refoulé de la colère, etc. Lorsque vous lirez les affirmations qui suivent dans leur ordre chronologique, vous comprendrez quels changements se sont accomplis chez cette patiente. Au bout d'une année, son état s'est stabilisé même si elle n'est toujours pas prête à se lancer dans une nouvelle histoire d'amour.

Voici les tests auxquels Charlotte a réagi avec le plus de force :

Impulsions de guérison de la première consultation :

« Même si je suis triste de n'avoir jamais reçu d'attention de la part de mes parents, je suis en accord avec ce que je suis. Je décide donc de reconnaître ce fait et de m'accepter telle que je suis. On ne peut combler l'amour parental qu'on n'a pas reçu, mais l'amour dont j'ai besoin aujourd'hui, je peux le générer seule.

Même si j'ai peur de ne pas avoir droit au bonheur, je suis en accord avec moi-même et je m'autorise à abandonner ce programme d'autosabotage une fois pour toutes. Je clos une fois pour toutes le chapitre : « Charlotte n'est pas à la hauteur. »

Même si je ressens toujours la blessure d'avoir été quittée par Michel, je m'aime et m'accepte telle que je suis et je décide de reconnaître les choses telles qu'elles sont. Ce n'était pas notre destin de rester plus longtemps ensemble. Je m'accorde finalement la liberté de parvenir à tisser une relation qui corresponde en tout point à ma mission et à mon projet de vie. »

Il apparut durant cette première séance qu'il était urgent pour Charlotte d'accepter le divorce puisqu'elle était inutilement liée à un fantôme. Des amies lui en avaient déjà donné le conseil, de sorte qu'elle était en mesure d'accomplir ce premier pas. Elle travailla pendant quatre semaines avec les impulsions de guérison avant dc revenir pour une deuxième séance. Pour les uns, elle était visiblement libérée ; pour les autres, elle restait furieuse contre son ex-mari qu'elle jugeait responsable de l'échec de leur relation et de la destruction de la cellule familiale.

Voici les impulsions de guérison correspondant à la deuxième séance :

« Même si je suis toujours furieuse contre Michel de nous avoir abandonnés, je m'aime et je m'accepte comme je suis et je m'autorise à abandonner ce programme d'autosabotage. Nous avons divorcé. Je lui pardonne du fond du cœur et je le fais sortir de ma vie en toute affection. »

Même si je pense avoir une part de responsabilité dans le fait que Caroline soit tombée si gravement malade, j'assume ce que je suis et je décide de reconnaître les faits tels qu'ils sont. Ce fut sa façon de réagir à une situation exceptionnellement difficile. Elle doit encore trouver son chemin et retrouver l'estime de soi. Je me promets et je lui promets d'être un modèle pour elle.

Même si j'ai peur de ne pas être à la hauteur de mes aspirations, je suis en accord avec moi-même et je m'autorise à abandonner ce programme d'autosabotage. Je suis bien, voire parfaite, comme je suis.

Même si j'ai peur de ne pas avoir droit au bonheur, je suis en accord avec moi-même et je m'autorise à abandonner ce programme d'autosabotage une fois pour toutes.

Je pardonne du fond du cœur à toutes les personnes qui ont voulu me faire croire que je n'étais pas à la hauteur ou que je n'avais pas droit au bonheur. Et je pardonne du fond du cœur à tous ceux qui m'ont abandonnée, blessée, flouée, négligée ou oubliée – et avant tout, à mon père, Michel, et à moi-même. »

Le travail qui s'ensuivit eut des effets, bien que, de toute évidence, il restait quelques incohérences à résoudre issues de l'enfance et de la vie de jeune adulte de Charlotte. Ce n'était pas la première fois que Charlotte était quittée pour une autre femme. Cela expliquait aussi pourquoi sa rage avait tant de mal à se dissiper. Les premières blessures de ce type n'étaient toujours cicatrisées lorsque d'autres étaient survenues. Avant toute chose, il fallait mettre en place un processus de cicatrisation. Parce que personne n'est uniquement une victime, il fallait aborder le rôle de Charlotte en tant que coupable. Voici une formule pour la réconciliation et le pardon tirée de l'Ho'oponopono[11] hawaïen.

Voici les impulsions de guérison formulées lors de la troisième séance :

« Même si j'ai peur de ne jamais être à la hauteur aux yeux de mon père, je m'aime et je m'accepte telle que je suis et je prends la liberté d'abandonner ce programme d'autosabotage.

Même si je suis triste que les hommes que j'aime finissent par m'abandonner pour d'autres femmes, je m'accepte comme je suis et je m'autorise à mettre un terme définitif ce programme. Ma valeur intrinsèque n'a rien à voir avec le fait que des hommes se détournent de moi, mais est exclusivement liée à leur appréciation. Je n'en suis ni coupable ni responsable.

Je pardonne du fond du cœur à tous les hommes qui ont voulu me faire croire que je n'étais pas à la hauteur ou que je n'avais pas droit au bonheur. Je pardonne du fond du cœur à ceux qui m'ont abandonnée, blessée, flouée, négligée ou oubliée – et avant tout, à Papa, Michel, Joffrey, Hubert et moi-même. C'est en toute affection et gratitude, que je fais sortir toutes les personnes concernées de ma vie et les laisse libres de suivre leur propre chemin.

À toutes les personnes à qui j'ai fait du mal, je dis : « Je suis désolée. Je demande pardon : je vous pardonne et je me pardonne. Merci. »

---

11. L'Ho'oponopono est un rituel de pardon hawaïen, de plus en plus diffusé et utilisé dans le monde occidental qui pourrait se traduire par « Que les choses aillent mieux » ou « rectifier une erreur ». Voir Ulrich Dupree, *Ho'oponopono Le rituel hawaïen du pardon*, traduit de l'allemand par Claude Dhorbais, Éditions Contre-dires, 2012 ou Luc Bodin, Maria-Elisa Hurtado-Graciet, *Ho'oponopono : le secret des guérisseurs hawaïens*, Jouvence, 2011.

En réalité, bien que Charlotte eût déjà considérablement progressé, son attachement latent à Michel restait encore très fort. Elle avait le sentiment de devoir être fidèle à un homme qu'elle avait pourtant quitté dans sa tête. Mais la tête et le cœur se situent à deux niveaux complètement différents qui, dans sa perception et sa mémoire, ne devaient pas concorder.

Voici les impulsions de guérison de la quatrième séance :

« Même si j'ai peur de tromper Michel si je dors avec un autre homme, je m'aime et m'accepte telle que je suis et je me donne la liberté de mettre un terme à cet autosabotage. C'est en toute affection que je fais sortir Michel de ma vie et que je le laisse libre de suivre sa propre voie une bonne fois pour toutes.

Je reprends la responsabilité pleine et entière de ma vie, responsabilité que je lui avais cédée. De la même façon, je lui laisse l'entière responsabilité de sa vie car elle ne me concerne plus. Chacun de nous peut et doit être responsable à 100 % de sa vie.

Même si j'ai peur de ne pas être à la hauteur de mes propres aspirations, je suis en accord avec moi-même et me donne la liberté d'abandonner aussi ce programme. Je suis bien, voire parfaite, telle que je suis.

Même si j'ai peur de ne pas avoir droit au bonheur et d'être condamnée à souffrir, je m'aime et je m'accepte telle que je suis. Je m'autorise à faire table rase de mon passé et d'accomplir désormais la mission qui est la mienne. »

En l'espace de quelques semaines, elle réussit à renoncer à Michel en tant qu'amoureux latent et à le quitter pour de bon. Lui restait la tendance à douter de soi, le sentiment de ne pas être à la hauteur ainsi que les « déchets toxiques » hérités génétiquement en tant que quatrième génération. Il fallait éradiquer tout cela afin qu'elle puisse vivre en paix.

Voici les impulsions de guérison élaborées lors de la cinquième session :

« Même si je suis encore blessée et triste que mon père ne m'ait jamais aimée, je m'aime et m'accepte telle que je suis. Je me donne la liberté de clore une fois pour toutes ce chapitre de ma vie. L'amour parental qu'on n'a pas eu ne peut être comblé, mais je peux générer l'amour dont j'ai besoin.

Même si j'ai peur de ne pas être à la hauteur de mes aspirations, je suis en accord avec moi-même et je m'autorise à abandonner ce programme. Je suis bien, voire parfaite, telle que je suis.

Même si j'ai peur de devoir toujours payer pour mes arrière-grands-parents, de n'avoir donc pas droit au bonheur, d'être condamnée à souffrir dans cette vie, je m'aime et je m'accepte telle que je suis. Je m'autorise à abandonner ce programme et à accomplir la mission qui est la mienne. Je pardonne du fond du cœur à mes arrière-grands-parents et je les fais sortir de ma vie en toute affection. Je coupe les ponts avec toutes les charges et contrats du passé qui m'ont liée jusqu'à aujourd'hui. Je suis libre. Je suis en paix avec mes ancêtres. »

Lorsque six semaines plus tard, Charlotte arriva en consultation, elle était visiblement plus détendue. Seul l'état de sa fille lui causait encore beaucoup de soucis, car l'état de Caroline ne s'améliorait pas malgré les soins reçus à l'hôpital. Durant les séances suivantes, nous avons abordé ses liens avec Caroline ainsi que leur interdépendance. En revanche, le fait d'avoir été abandonnée par Michel ne posait plus problème.

Vous est-il déjà arrivé d'être quitté et de mettre longtemps à l'accepter ? Si vous luttez actuellement contre un tel traumatisme, je vous conseille de passer en revue les « déchets toxiques » génétiquement hérités qui pourraient jouer sur votre estime de soi. Idéalement, vous testerez toute une série de formules avant de mettre au point les impulsions de guérison correspondantes.

Voici des phrases test possibles :

- « J'ai peur de ne jamais être à la hauteur aux yeux de mon père. »
- « J'ai peur de ne jamais être à la hauteur aux yeux de ma mère. »
- « Je suis triste de n'avoir jamais reçu de mes parents l'attention dont j'avais toujours rêvé. »
- « Je suis toujours en rage que X m'ait quitté. »
- « Je suis toujours triste que X m'ait quitté. »
- « Je suis toujours en rage que X m'ait laissé tomber. »
- « Je me sens toujours profondément blessé que X m'ait laissé tomber. »
- « J'ai peur que X soit toujours responsable de mon bonheur. »

Impulsions de guérison lorsqu'on a été quitté

Même si je suis triste de ne jamais avoir reçu de mes parents l'attention que j'espérais, je suis en accord avec moi-même. Je décide donc de commencer par reconnaître ce fait et de me soutenir pleinement. On ne peut combler un amour parental défaillant, mais l'amour dont j'ai besoin maintenant dans ma vie, je suis capable de le générer moi-même.

Même si je reste blessé et triste du fait que Papa/Maman ne m'a jamais aimé, je m'aime et je m'accepte comme je suis et je clos définitivement ce chapitre de ma vie. On ne peut combler un amour parental défaillant mais l'amour, dont j'ai besoin maintenant dans ma vie, je suis capable de le générer moi-même.

Même si je me sens encore blessé d'avoir été quitté par X, je m'aime et je m'accepte comme je suis et je décide simplement de reconnaître ce fait. Rester plus longtemps ensemble ne faisait pas partie de notre destinée. Je prends la liberté qui s'offre à moi de m'engager dans une relation qui corresponde en tout point à ma mission et à mon projet de vie.

Même si je reste en colère contre X de nous avoir quitté, je l'aime 'et m''accepte comme je suis. Je m'autorise à abandonner la plus grande partie de ce programme. Nous avons divorcé, un point c'est tout. Je lui pardonne du fond du cœur et je le fais sortir de ma vie en toute affection.

Même si j'ai peur de ne pas avoir droit au bonheur et d'être condamné à me plaindre dans cette vie, je l'aime et je m'accepte comme je suis. Je m'autorise à abandonner cette approche de la vie et d'accomplir la mission qui est la mienne.

Boulimie : « Je suis responsable de tout, mais c'est trop lourd à supporter. »

Les déséquilibres émotionnels ne trouvent pas toujours leur origine dans des douleurs ou des troubles de l'humeur. Certaines contraintes ou changements de comportements naissent de coups du sort mal assumés. Le cas de Caroline va non seulement clarifier cela, mais aussi montrer qu'en aucun cas une unique séance ne peut suffire à identifier le problème, et encore moins à le résoudre.

Après la séparation de ses parents, Caroline, une lycéenne de seize ans, avait développé des troubles du comportement alimentaire. Elle souffrait de boulimie (crises durant lesquelles elle absorbait une énorme quantité de nourriture, puis se faisait vomir par honte et inquiétude de devenir grosse). Ce comportement compulsif dominait son quotidien. Pendant la journée, elle parvenait à se maîtriser mais, le soir venu, elle n'en avait plus la force : elle cédait, pillait le réfrigérateur avant de se réfugier dans sa chambre afin de ne pas céder à une nouvelle compulsion. Elle se sentait constamment en échec car elle n'arrivait pas à gérer son comportement alimentaire. Caroline trouvait cependant en sa mère une personne sur laquelle elle pouvait compter, et cela même si celle-ci était impuissante à sortir sa fille du cercle vicieux dans lequel elle était enfermée. L'incompréhension de son père face à ses troubles alimentaires, qui était aussi le signe de sa propre impuissance, eut de claires répercussions sur son humeur car elle se sentit aussi rejetée. Caroline avait bénéficié d'une aide professionnelle et était déjà suivie par un psychologue lorsqu'elle vint à ma consultation. C'est sa mère, qui était elle aussi ma patiente (reportez-vous au chapitre précédent), qui me l'avait envoyée.

Qu'est-ce qui avait amené Caroline à développer une boulimie ? Pour le découvrir, il fallait creuser un peu plus dans la structure familiale, car Raoul, le frère aîné de Caroline (son aîné de quatre ans) jouait aussi un rôle dans cette affaire. Celui-ci s'était isolé du reste de la famille, choisissant de vivre à sa guise. L'étude minutieuse de la vie de Caroline mettait en évidence le rôle particulier attribué à chacun dans la vie familiale. Caroline se sentait responsable du bonheur de son père et de son frère, une responsabilité plus lourde encore après le rejet paternel et du fait qu'elle prenait désormais en charge le bonheur de sa mère, sans que celle-ci le sût. C'est ainsi que Caroline avait désormais la charge du bonheur de tous les membres de la famille : volontairement, en ce qui concernait son père et son frère, contrainte et forcée, en ce qui concernait sa mère. Le fardeau de Caroline était dès le départ trop lourd, mais elle n'avait jamais osé l'admettre. Le temps était venu de résoudre ce déséquilibre intrafamilial et de redistribuer les compétences.

Comme vous vous en doutez certainement, vous devrez tester aussi le sentiment de « ne pas se sentir à la hauteur » et déterminer si plusieurs personnes entrent en ligne de compte dans votre histoire.

Je vais commencer par vous donner la liste des questions fondamentales abordées durant les deux premières séances afin que vous puissiez tester leurs effets sur vous et découvrir si vous portez les fardeaux d'autres personnes.

Voici l'imposante liste de tests auxquels Caroline a fortement réagi durant deux séances, accompagnée des résultats : +++ = forte réaction ; + = réaction modérément forte.

- « J'ai peur de ne jamais être à la hauteur aux yeux de mon père. » (+++)
- « J'ai peur de ne jamais être à la hauteur aux yeux de Maman. » (+++)
- « J'ai peur de ne jamais être à la hauteur aux yeux de Raoul. » (+)
- « J'ai peur d'être encore responsable du bonheur de Papa. » (+++)
- « J'ai peur d'être encore responsable du bonheur de Maman. » (++)
- « J'ai peur de rester responsable du bonheur de Maman. » (+++)
- « Je suis triste de me rendre encore responsable du bonheur de Maman. » (+++)
- « J'ai peur d'être encore responsable du bonheur de Raoul. » (++)

Trois essais furent nécessaires avant que l'émotion ne se manifeste durant la deuxième séance, émotion liée à sa capacité à assumer le « bonheur de Maman ». Les plus fortes réactions vinrent de la tristesse d'avoir pu être exploitée.

Faites preuve de créativité lorsque vous aborderez vos émotions. En effet, à côté de la peur et de la tristesse, on trouve aussi la rage, l'impuissance, la haine, etc., sentiments susceptibles de refaire surface s'ils sont sollicités spécifiquement.

Il est très important de rechercher les causes dès la première séance. C'est ainsi que Caroline réagit positivement à la perte d'un frère jumeau. Nous sommes passés ensuite aux blessures actuelles causées par son père et son frère :

- « Je suis triste que mon frère jumeau m'ait laissée tomber. » (+++)
- « Je suis toujours blessée du fait que mon père m'ait abandonné » (++)
- « Je suis toujours blessée du fait que mon père nous ait abandonnés. » (+++)
- « Je suis toujours blessée du fait que Raoul m'ait toujours dénigrée. » (+++)

Comme vous pouvez le constater, l'abandon du père revient deux fois. Le reproche consistant à affirmer l'abandon paternel de toute la famille pesait plus lourd que l'abandon personnel ressenti par Caroline. Peut-être avez-vous remarqué les deux formules : d'abord : « ne pas être jugé à la hauteur par *mon père* » puis « le bonheur de *Papa* ». Cela est dû au fait que, durant la première séance, Caroline n'était pas capable d'appeler son père « Papa » car celui qui avait détruit son bonheur familial n'était plus son « Papa ». Par bonheur, ce point était résolu lors de notre deuxième séance durant laquelle elle fut à nouveau capable de prononcer ce terme d'affection.

À la fin de cette deuxième séance, Caroline plaça dans un sac virtuel toutes les charges liées à sa mère, le ferma soigneusement et le remit virtuellement à sa mère avec les mots suivants : « Chère Maman, le fardeau dont tu m'as chargée est trop lourd pour moi. Jusqu'à présent, je n'ai jamais osé te le dire, mais il faut que tu le saches maintenant. En cherchant à te faire plaisir, je me suis pratiquement oubliée. J'aimerais changer cela maintenant. Je te remets donc ce fardeau avec toute mon affection, il ne me revient pas. »

Afin que vous ayez connaissance de la totalité des affirmations élaborées pour Caroline, voici la liste de ses « devoirs à la maison ». Si vous avez souffert de blessures similaires, je vous conseille de commencer par les expérimenter l'une après l'autre et non toutes en même temps. Non pas que vous ne soyez pas en état de le faire, mais j'aimerais vous éviter que trop de choses remontent à la surface et que vous soyez dépassé par les événements. Si vous en sentez le besoin, vous pouvez consulter un thérapeute.

Le passage en revue ou la lecture à haute voix de cette liste d'affirmations qui suivent pourront donner l'impression que les phrases sont très proches et leur énonciation ennuyeuse. Assurez-vous qu'il ne s'agisse pas là de la réaction de votre inconscient, lequel réagit plus au contenu des phrases qu'à leurs subtiles modifications. L'inconscient réagit beaucoup mieux aux formules limpides qu'aux phrases tarabiscotées, dont le sens sera perdu à la lecture.

Affirmations élaborées à l'issue de la première séance :

« Même si j'ai peur de n'être jamais à la hauteur aux yeux de mon père, je m'aime et je m'accepte telle que je suis. Je prends la liberté d'abandonner ce programme d'autosabotage. »

« Même si je suis triste que mon frère jumeau m'ait laissée tomber, je m'aime et je m'accepte telle que je suis. Je m'autorise à clore ce chapitre de ma vie. Tel était le contrat qui nous liait : il pouvait partir, je devais rester. Chacun de nous a rempli sa part du contrat. C'est en toute affection que je le fais sortir de ma vie et que je le laisse finalement libre de choisir son propre chemin. »

« Même si j'ai peur de ne pas être à la hauteur de mes propres aspirations, je suis en accord avec moi-même et je m'autorise à abandonner ce programme. Je suis bien, voire parfaite, telle que je suis. »

« Même si je ressens toujours une blessure parce que mon père m'a abandonnée, je m'aime et je m'accepte telle que je suis et je décide de reconnaître les faits. Il aura eu des raisons valables d'agir ainsi. Je n'ai pas à comprendre ses motivations. Je lui pardonne du fond du cœur et c'est en toute affection que je le fais sortir de ma vie en tant qu'éducateur et conseiller. »

« Même si je me sens toujours blessée que Raoul m'ait dénigrée et ne me respecte pas, je m'aime et je m'accepte telle que je suis. Je m'autorise à abandonner ce programme. Raoul avait ses problèmes, qu'il a projetés sur moi. Je lui pardonne du fond du cœur du fait que, dans son désespoir, il n'a cessé de me blesser. »

« Même si j'ai peur de n'avoir pas droit au bonheur et d'être condamnée à souffrir dans cette vie, je m'aime et je m'accepte telle que je suis. Je m'autorise à abandonner ce projet de vie et d'accomplir désormais la mission qui est la mienne. »

« Je pardonne du fond du cœur à toutes les personnes qui ont voulu me faire croire que je n'étais pas à la hauteur ou que je n'avais pas droit au bonheur. Je pardonne du fond du cœur à tous ceux qui m'ont abandonnée, blessée, humiliée, négligée ou oubliée, d'abord et avant tout, à mon père, mon frère jumeau, Raoul et moi-même. »

Affirmations mises au point durant la deuxième séance :

« Même si j'ai peur de n'être jamais à la hauteur aux yeux de Maman, je m'aime et je m'accepte telle que je suis. Et je prends la liberté d'abandonner ce programme. »

« Même si j'ai peur d'être toujours responsable du bonheur de Papa et de Raoul, je m'aime et je m'accepte malgré tout comme je suis. Je me donne la liberté de clore une fois pour toutes ce chapitre de ma vie. »

« Même si je suis triste que Maman me rende responsable de son bonheur, je l'aime et je m'accepte cependant telle que je suis et je me donne la liberté d'abandonner ce programme une fois pour toutes. Je rends à Maman l'entière responsabilité de sa vie, dont elle m'avait chargée. Cela ne me revient plus. »

« Même si j'ai peur de ne pas être à la hauteur de mes propres aspirations, je suis parfaitement en accord avec moi-même et je me donne la liberté d'abandonner ce programme. Je suis bien, voire parfaite, telle que je suis. »

« Je pardonne du fond du cœur à toutes les personnes qui ont voulu me faire croire que je n'étais pas à la hauteur ou que je n'avais pas droit au bonheur. Je pardonne du fond du cœur à ceux qui m'ont un jour abandonnée, blessée, humiliée, négligée ou ignorée, et avant tout, à Papa, Maman, Raoul et à moi-même. »

« C'est en toute affection et reconnaissance que je fais sortir de ma vie toutes les personnes concernées et les laisse libre de choisir leur propre chemin. »

Si vous êtes concerné par le cas de Caroline, qu'un abandon continue à vous faire souffrir ou que, quelles que soient les raisons, vous vous êtes toujours senti responsable des autres, les impulsions de guérison rassemblées ci-dessous pourront vous être utiles.

On considère généralement qu'à partir de seize ans, les enfants doivent prendre une part importante de responsabilité dans la gestion de leur vie. Le fait de n'être majeur qu'à dix-huit ans, et donc d'être seulement à partir de ce moment-là tenu responsable de ses actes, ne doit pas masquer le fait que, dès seize ans, on a une responsabilité dans ce que l'on fait. Donnez-vous la possibilité de faire précocement vos preuves ou d'apprendre grâce à vos erreurs.

Impulsions de guérison lorsqu'un père ou une mère a abandonné sa famille

Même si je me sens toujours blessé que ma mère/Maman/mon père/Papa nous ait abandonnés, je m'aime et je m'accepte comme je suis. Je décide de reconnaître ce fait. Il aura eu des raisons valables d'agir ainsi. Je n'ai pas à comprendre ses motivations. Je lui pardonne du fond du cœur et c'est en toute affection que je fais sortir de ma vie ses rôles d'éducateur et de conseiller.

(Inspirez et expirez profondément une à deux fois.)

Impulsions de guérison lorsque d'autres nous rendent responsables de leur bonheur

Même si je suis triste que X me considère encore responsable de son bonheur, je m'aime et je m'accepte comme je suis. Je me donne la liberté de mettre un terme définitif à ce programme. Je rends à X l'entière responsabilité de sa vie, dont il m'avait chargé. Cela ne me revient plus.

(Inspirez et expirez profondément une à deux fois.)

Impulsions de guérison lorsque vous vous sentez responsable du bonheur des autres (de votre père par exemple)

Même si j'ai peur d'être toujours responsable du bonheur de mon père, je m'aime et je m'accepte malgré tout comme je suis. Je me donne la liberté de clore une fois pour toutes ce chapitre de ma vie. En tant qu'adulte, mon père est seul responsable de sa vie et de son bonheur. Je lui rends l'entière responsabilité de sa vie, dont il m'avait chargé . Cela ne me revient plus.

(Inspirez et expirez profondément une à deux fois.)

Une fébrilité inexplicable : la peur d'un nouvel échec

Parfois, ce sont des symptômes non spécifiques, issus de conflits anciens et non résolus, qui attirent l'attention. Ce fut précisément le cas d'Alexandre, un avocat de cinquante-cinq ans à la tête de son propre cabinet. Il avait pris rendez-vous avec moi car sa femme, que j'avais pu aider peu de temps auparavant, le lui avait conseillé. Au départ, notre entretien s'avéra difficile car il ne voyait aucun symptôme qui aurait pu justifier une visite chez le médecin. Mais, comme il était persuadé que son épouse avait de bonnes raisons de l'envoyer consulter, il se lança dans une conversation dense où il m'expliqua qu'il souffrait de sérieux troubles du sommeil depuis plusieurs mois et d'hypertension depuis plus d'un an. Lorsque je lui demandai à quoi il attribuait cette hypertension, il me répondit, comme la plupart des gens dans son cas, que le stress en était la cause. C'était une explication si superficielle que je creusai la question. Il m'expliqua alors que, depuis quelques mois, des prises de décisions relativement insignifiantes l'agitaient intérieurement et qu'il se faisait du souci pour des broutilles. Il savait que les faits ne le justifiaient pas, mais cela ne modifiait en rien son ressenti.

Lorsque je lui demandai s'il avait vécu un événement tragique dans son enfance, un événement qui l'aurait ébranlé, il me parla de son premier examen de droit. L'épreuve écrite lui avait permis d'être admis de justesse de sorte qu'il devait impérativement réussir l'oral sous peine de devoir repasser son examen. Avec cinq ou six camarades qui n'avaient guère brillé à l'écrit, Alexandre avait alors formulé de sévères critiques à l'égard du jury. Il était clair que les examinateurs n'avaient aucun intérêt à laisser le groupe réussir, n'accordant donc la note nécessaire qu'à un seul d'entre eux, alors que tous les autres se faisaient recaler. Alexandre regrettait de n'avoir pas interrompu l'épreuve en prétextant une maladie soudaine. Mais il avait été profondément marqué, d'ailleurs moins par les résultats que parce qu'il était convaincu que l'examinateur avait sciemment humilié les candidats durant l'examen qui était public. Comme le jury avait très mauvaise réputation, de nombreux candidats étaient venus assister au spectacle, et ils n'avaient pas été déçus ! Alexandre me raconta que cette défaite avait été à l'origine d'un long combat, et cela d'autant plus qu'après son échec, non seulement son père s'était moqué de lui mais lui avait aussi coupé les vivres. En tant qu'artisan, son père s'était dès le début opposé à l'ambition de son fils de faire du droit, et le résultat de l'examen lui donnait raison. Si sa mère ne l'avait pas aidé, il n'aurait jamais pu se présenter une seconde fois à l'épreuve.

Quel rapport y avait-il entre ce traumatisme passé et les difficultés actuelles ? Alexandre me décrivit ses projets, précisant immédiatement qu'il doutait de parvenir au but souhaité pour deux d'entre eux. Il avait certes appris à déléguer, mais il avait tendance à régler lui-même les dossiers importants. Il contrôlait donc tout ce qui concernait l'image de son cabinet, ne souhaitant montrer aucun point faible. Dans la suite de la conversation, Alexandre prit conscience que les conséquences de ce premier examen de droit se faisaient toujours ressentir, de sorte qu'il se considérait comme un raté. Les problèmes de sommeil, l'hypertension et son agitation intérieure s'expliquaient désormais très bien.

Le blocage d'Alexandre avait deux facettes : la honte d'avoir échoué et la peur d'être une nouvelle fois confronté à l'échec. Il y avait donc deux types de problèmes à résoudre. Vous êtes sans doute désormais capable de rédiger seul les affirmations liées à ces deux problèmes. Je vous invite à le faire avant de poursuivre votre lecture afin de juger de votre perspicacité en la matière.

Affirmations élaborées sur le thème de la honte :

« Même si j'ai honte d'avoir échoué autrefois au vu et au su de tous, je m'aime et je m'accepte tel que je suis et je me donne la liberté de mettre un terme définitif à ce programme. Je n'avais aucune chance de réussir l'examen. La réputation du jury était déjà bien établie et le spectacle s'y déroula comme prévu. Je pardonne du fond du cœur aux personnes concernées et je les fais sortir de ma vie en toute affection. Je les laisse définitivement libres de suivre leur propre destinée. »

Affirmations élaborées sur le thème de la peur d'un nouvel échec :

« Même si j'ai peur d'un nouvel échec et de me couvrir de ridicule, je m'aime et je m'accepte tel que je suis. Et je me donne la liberté de mettre un terme définitif à ce programme. Les échecs font tout autant partie de la vie que les succès. Si le succès ne nous fait pas évoluer et nous rend au mieux fiers, nous apprenons beaucoup de chaque échec. Je suis prêt à faire des erreurs et à apprendre d'elles. Même si j'échoue, je me relève et j'avance, plus avisé qu'auparavant. Je pardonne du fond du cœur à toutes les personnes qui ont voulu me faire croire qu'il était grave d'échouer. Je n'ai plus peur : l'échec fait tout simplement partie de la vie. »

Avez-vous eu des expériences semblables en connaissant un ou des échecs à l'école ? Avez-vous peur de l'échec ? Si c'est le cas, les impulsions de guérison ci-dessous vont pouvoir vous aider :

Impulsions de guérison après un échec

Même si j'ai toujours honte d'avoir échoué autrefois, je m'aime et je m'accepte comme je suis. Je me donne la liberté d'abandonner ce programme une fois pour toutes. L'échec fait partie de la vie et je suis prêt à l'accepter. Je sais qu'au final cet échec m'a fait avancer et m'a rendu plus fort. Je me pardonne du fond du cœur de m'être si longtemps fait des reproches. Tout va bien.

(Inspirez et expirez profondément une à deux fois.)

Impulsions de guérison lorsque vous craignez l'échec

Même si j'ai peur d'échouer une nouvelle fois et de me couvrir de ridicule, je m'aime et je m'accepte comme je suis. Je me donne la liberté de mettre fin à ce programme une fois pour toutes.
Je suis prêt à faire des erreurs et à m'améliorer. Même si je fais une erreur, je me relèverai et poursuivrai mon chemin, plus avisé qu'auparavant. Je pardonne du fond du cœur à toutes les personnes qui ont voulu me faire croire qu'il était grave de connaître un échec.
Désormais, je n'ai plus aucune peur d'échouer.
L'échec fait simplement partie de la vie.
(Inspirez et expirez profondément une à deux fois.)

« Je n'y crois pas ! » : quand la rage se déchaîne dans le nerf facial

De très nombreux patients viennent me consulter parce qu'ils souffrent de douleurs insupportables et pensent que celles-ci dureront toujours, qu'ils devront prendre des analgésiques à hautes doses et subir leurs effets secondaires (sur l'humeur, le tube gastro-intestinal, la peau, etc.), et cela sans que leurs douleurs ne soient véritablement apaisées. Ces personnes éprouvent un profond sentiment d'impuissance et de désespoir. Certaines ont déjà pensé à mettre fin à une vie qui a perdu l'essentiel de sa valeur. D'autres qui n'avançaient plus avec la médecine traditionnelle, se sont tournées vers des méthodes alternatives.

C'était précisément ce qui s'était passé pour Guy. Lorsqu'il vint pour la première fois en consultation, à quatre-vingts ans, il venait de subir une grosse opération du cœur. De fait, Guy avait subi plusieurs pontages coronariens.

Sur la recommandation de sa dentiste, Guy était venu me consulter à cause de douleurs occasionnelles (qui se faisaient cependant de plus en plus fréquentes), mais extrêmement vives de la partie droite de son visage. Ces douleurs pouvaient passer dans la journée ou durer plusieurs jours. Vous pouvez imaginer avec quelle angoisse Guy se rasait chaque jour, puisqu'il ne savait jamais à l'avance à quel moment il aurait une nouvelle névralgie faciale. Lors de notre première séance, il était assis en face de moi, très crispé, car les crises douloureuses arrivaient par salves depuis le matin, touchant la moitié droite de son visage, principalement dans la région maxillaire. Interrogé sur sa vie et son parcours médical, Guy expliqua avoir été responsable d'une agence bancaire. Il avait la réputation d'être une personne très ordonnée et fiable. Et, jusqu'à ce jour, il veillait à faire régner l'ordre partout. C'est ainsi que, chaque jour, il notait les choses à faire.

Il aimait aussi s'occuper du jardin et penser à la période de floraison d'une plante. Il faisait ses plantations de sorte que, plusieurs mois durant, le jardin offrait un magnifique tableau changeant. Malheureusement, il n'avait plus de jardin depuis qu'il avait donné à son fils aîné la grande maison dans laquelle il avait vécu avec sa femme et qui nécessitait beaucoup d'entretien, pour emménager dans une maison plus petite. Désormais, il s'occupait à ses frais du jardin de son fils, qui l'en remerciait à peine, voire désapprouvait la chose. Lorsque je lui demandai si ce dernier l'avait chargé de s'occuper du jardin ou s'il allait de soi qu'il devait s'en occuper, Guy me répondit deux fois oui.

Je lui demandai de me raconter le déroulement d'une journée type, et il s'avéra que tout était soigneusement planifié à l'avance. Le petit-déjeuner, le déjeuner et le dîner se déroulaient à une heure précise, de même que les achats quotidiens chez le marchand de fruits et légumes, chez le boucher, etc. Je voulus savoir pourquoi les courses étaient quotidiennes. Guy m'expliqua que sa femme ne faisait pas de stock de provisions car elle tenait à ne manger que des aliments frais et, comme elle n'avait pas son permis de conduire, il devait l'accompagner tous les jours faire les courses, et cela l'énervait beaucoup de devoir y sacrifier autant de temps. Lorsqu'il s'y refusait, elle tombait malade et se montrait insupportable, il tentait alors de se faire pardonner d'une façon ou d'une autre. Il lui était toujours très désagréable d'avoir une explication avec sa femme parce qu'elle reprenait le sujet jusqu'à ce qu'elle eût atteint son but et ne faisait jamais véritablement de compromis.

Lorsque je lui demandai s'il pensait que ses douleurs insupportables avaient quelque chose à voir avec son mode de vie lui aussi insupportable, il me répondit d'abord par un « non » sans équivoque. Néanmoins, en y repensant, il reconnut qu'il devait exister un lien entre la paix domestique et ses crises douloureuses. Il avait d'ailleurs eu nettement moins de crises lorsque son épouse fut hospitalisée pendant un certain temps. Nous avons discuté de diverses situations qui le rendaient systématiquement furieux, voire déclenchaient une rage folle, et sommes arrivés à la conclusion qu'il était arrivé à un moment – alors même qu'il avait plus de quatre-vingts ans et était marié depuis cinquante ans – où il fallait changer son emploi du temps à son avantage. Durant les séances suivantes, nous avons donc mis au point un programme qui lui permettait d'avoir du temps libre pour faire ce qu'il voulait. Il proposerait à sa femme de l'amener faire des courses ou de la conduire là où elle devait aller à des horaires précis et le reste du temps lui appartiendrait.

Un changement aussi radical ne se passe pas simplement en prenant une décision le matin et en obtenant un résultat le soir même. Il fallut donc trouver les affirmations qui lui permettraient d'imposer sa liberté, sans blesser son épouse plus que nécessaire. Le moment est sans doute venu de préciser que les douleurs de Guy avaient été par moments si fortes qu'il avait pensé à se suicider. Lorsque je lui demandai s'il avait plus peur de la mort ou de sa femme, il me répondit : « Probablement de la mort, mais je n'en suis pas sûr. »

Voici les deux axes essentiels du traitement de Guy qui pourront assurément s'appliquer à un grand nombre de personnes qui sont en rage à cause d'une situation quotidienne stressante sans perspective de changement, ou bien qui éprouvent une colère/frustration née d'un manque de respect.

Voici les affirmations formulées pour Guy sur le thème de la rage/colère :

« Même si je suis furieux contre Irène car elle ne cesse de me solliciter et me gâche mes journées, je m'aime et je m'accepte comme je suis. Je prends la liberté de mettre un terme à ce programme d'autosabotage. Je décide de ne plus me prêter à son jeu. Je ne me pose plus en victime expiatoire. »

Pour finir, nous avons ajouté quelques affirmations qui peuvent s'appliquer à beaucoup d'entre nous :

« Même si j'ai peur de ne pas avoir droit au bonheur, je suis parfaitement en accord avec moi-même et je m'autorise à mettre un terme définitif à ce programme. »

Il fallut près de deux mois pour que les affirmations fissent leur effet et que Guy pût vraiment se décrisper face à la discorde domestique ainsi qu'aux idées et exigences de son fils. Par la suite, d'autres affirmations furent timidement appliquées, car Guy avait mauvaise conscience vis-à-vis de son épouse et de son fils. Il était convaincu de faire quelque chose contre eux lorsqu'il lisait ces affirmations à haute voix. Mais, avec le temps, il saisit le véritable sens de cette « cérémonie » et lut ces affirmations avec conviction. Désormais, il avait la conviction de ne pas agir *contre* sa femme ou son fils, mais de faire ce qui était juste *pour lui*.

Subissez-vous vous aussi des situations de stress qui suscitent votre colère ? Êtes-vous entouré de personnes qui vous tapent sur les nerfs ? Dans ce cas, les affirmations élaborées ici devraient vous aider.

Commencez par tester (seul ou avec un partenaire) votre réaction à l'affirmation suivante : « Je m'énerve parce que X me tape systématiquement sur les nerfs et je ne peux rien y faire. »

Impulsions de guérison face aux casse-pieds

Même si je m'énerve et que je suis furieux contre X qui me tape constamment sur les nerfs et me gâche mes journées, je m'aime et je m'accepte comme je suis et je prends la liberté de mettre un terme à ce programme d'autosabotage. Je décide désormais de ne plus me prêter à son jeu. Je ne me pose plus en victime expiatoire.

(Inspirez et expirez profondément une à deux fois.)

La grande erreur : « À vrai dire, j'ai eu une enfance heureuse »

Lorsque je pose des questions à mes patients sur leur enfance, j'entends toujours la même réponse : « À vrai dire, j'ai eu une enfance heureuse. » Si je leur demande si cette phrase reste vraie sans le « à vrai dire », je ne récolte souvent que silence et étonnement. La plupart des personnes souffrant de maladies chroniques ont été blessées physiquement et/ou psychiquement dans leur enfance. Les maladies chroniques révèlent souvent une manière d'esquiver le souvenir de telles blessures. Pour qui n'a pas appris ou put apprendre à régler ses problèmes au grand jour, ceux-ci seront réglés en soi (et parfois contre soi). Les maladies auto-immunes, telles que le diabète de Type I, les rhumatismes, l'hépatite auto-immune ou la thyroïdite d'Hashimoto, en sont des exemples caractéristiques. Même des maladies chroniques, comme l'asthme bronchique ou les inflammations de l'estomac et de la muqueuse intestinale, attirent elles aussi l'attention sur ce type d'origine.

Comment se fait-il que des traumatismes enfantins perdurent sous forme de maladie à un âge avancé ? J'aimerais proposer ici deux types d'explications et une solution. Un premier modèle d'explication est basé sur l'idée d'une partie de l'âme qui a fait sécession, l'autre sur la théorie de la part d'ombre de la psyché élaborée par le psychiatre C. G. Jung[12].

Récupérer la part de l'âme qui a fait sécession

Si, durant son enfance, on a été délaissé ou battu, les parties blessées de l'âme se dissimulent pour éviter d'autres blessures éventuelles. Elles sont souvent si bien cachées que l'on ne peut les retrouver sans une aide extérieure. Elles ne sont cependant pas perdues, mais influencées par notre comportement inconscient. De fait, ces blessures ont trouvé dans l'inconscient une nouvelle patrie, tout à la fois subtile et efficace.

L'enfant qui est en nous aimerait guérir, c'est-à-dire rassembler toutes les parties de son âme. Il rêve d'intégrité, mais ne parvient pas à se libérer de ses émotions négatives piégées. En tant que thérapeute, il est de mon devoir d'aider l'enfant intérieur de chacun de mes patients et d'intervenir très précautionneusement afin d'écarter tout risque d'une nouvelle blessure. Il ne s'agit pas de découvrir ce qui s'est véritablement passé, mais ce que l'enfant qui est en nous a conservé de ses blessures. Il peut sembler très difficile de faire la différence, le fait est qu'il s'agit toujours de blessures psychiques qui transforment en traumatisme ce qui ne fut d'abord qu'une simple péripétie.

L'âme peut retrouver son unité si l'on parvient à découvrir quelles blessures ne se sont jamais cicatrisées. Pour ce faire, plusieurs méthodes sont disponibles (PNL, EFT, etc.). Des procédures chamaniques peuvent aussi être appliquées avec beaucoup de succès. Ainsi, un chamane de la lignée des chamanes-Laika[13] cherchera le petit enfant blessé dans la Chambre des blessures (on peut y trouver plusieurs enfants blessés), puis le conduira dans la Chambre des traités (généralement en lien avec les parents), qu'il s'agira de réécrire

12. L'ombre étant la partie de la psyché formée de la part individuelle qui ne se connaît pas elle-même, et dont l'existence même est souvent ignorée.
13. Alberto Villoldo a consacré plusieurs ouvrages passionnants à ce sujet. Voir la bibliographie en fin de volume.

ou d'éliminer et, enfin, dans la Chambre des faveurs afin de trouver l'enfant guéri, car nous existons déjà dans cette version. L'approche chamanique n'est pas destinée à guérir l'enfant blessé mais à découvrir les raisons pour lesquelles on se ressent encore comme tel. Une fois les raisons connues, il est possible d'agir. Lorsque tous les obstacles de la Chambre des traités ont été surmontés, il devient possible de regarder vers l'avenir avec la part de l'enfant qui est en nous, désormais guéri de ses blessures.

Travailler sur la part d'ombre et récupérer le potentiel caché

La fin d'un premier amour laisse des traces. Que la séparation ait été pacifique ou brutale, des sentiments d'abandon, de rejet, d'humiliation ou encore de manque de respect prédominent. Si l'on refuse d'accepter ces éléments négatifs, il est possible de les dissimuler dans la part d'ombre de son âme, où ils restent introuvables, et donc apparemment éliminés. Ce n'est pourtant pas le cas. Bien évidemment, ces blessures de notre âme ne sont pas enfermées à double tour, mais elles influencent considérablement notre comportement. Si vous constatez que vous réagissez de manière excessive ou déplacée sans raison apparente, il est possible qu'une part d'ombre de votre âme se manifeste ainsi.

En cas de séparation (en partant du principe que vous avez été quitté), le moi rejeté se déforme et l'amour suivant sera vécu avec l'angoisse d'une séparation forcément plus difficile. On peut aussi empêcher la naissance d'une nouvelle histoire d'amour, que ce soit par vengeance ou pour éviter tout risque potentiel d'être une nouvelle fois abandonné.

Ce moi abandonné va s'immiscer dans toutes les relations à venir, par exemple, lors d'un travail en équipe nécessité par un projet complexe et qui rend dépendant des autres. Toute personne traumatisée par une séparation risque de devenir un loup ou une louve solitaire. Devenir une personne qui fait mieux les choses seule et qui n'a besoin de personne est une souffrance. Pourtant, si l'on réussit à accepter ses parts d'ombre et à les intégrer à sa personnalité, elles pourront alors être mises en lumière, éliminées ou utilisées. En effet, ces parts d'ombre cachées ne sont pas entièrement négatives. Tant de talents inconnus et inutilisés s'y dissimulent : l'artiste qu'on aurait toujours voulu être, le philosophe, un bon vivant, un être totalement différent de celui que l'on connaît !

Posez-vous donc les questions suivantes et observez votre résistance intérieure lorsque vous y répondrez :

1. Qu'est-ce que j'aime le moins chez les autres ?
2. Qu'est-ce qui m'énerve au plus haut point ou m'attriste le plus ?
3. Qu'est-ce qui me rend agressif?
4. Qu'est-ce je conseille le plus souvent aux autres ?
5. Qu'est-ce qui m'étonne le plus chez les autres ?
6. Qu'est-ce qui me fait le plus peur et dont je préférerais ne pas parler du tout ?
7. Quand est-ce que je me sens sans défense ou impuissant ?

Avez-vous pu répondre du tac au tac ou avez-vous dû y penser longuement ? Plus votre réponse a été rapide, plus forte doit être votre part d'ombre qui se dissimule derrière elle. Prenons l'exemple de l'une de ces questions afin de découvrir cette fameuse part d'ombre. Une fois cela fait, vous pourrez aisément reconnaître l'arrière-plan des autres questions et les ombres qui s'y dissimulent. Nous prendrons pour exemple la première question. Supposons que vous ayez répondu : le manque d'égards. Qu'est-ce que cela révélerait de vous ? Selon la théorie de la part d'ombre, cela signifierait qu'existe en vous une partie correspondant aux manques d'égards, laquelle n'ont pas droit de cité. Peut-être avez-vous souffert d'un fort manque d'égards durant votre enfance, peut-être avez-vous été battu ou jamais apprécié à votre juste valeur. Ou bien votre éducation vous a contraint à toujours vous montrer prévenant envers les autres, à ne pas vous mettre en avant ou à imposer votre loi.

Par la suite, vous vous mettrez en colère chaque fois que quelqu'un impose sa volonté, occupe deux sièges dans un train, resquille en passant devant les personnes qui font la queue à un guichet et est servi avant les autres. Cette partie de vous qui a été évincée, qui aimerait elle aussi jouir d'une telle liberté, entre fortement en résonance avec ce que vous êtes en train de vivre. Elle prend alors le contrôle, exaltant vos émotions et votre système hormonal. Avec une telle quantité d'adrénaline coulant dans vos veines, vous ne pouvez plus rester tranquille et vous houspillez la personne responsable par la pensée : « Espèce d'idiot, tu as eu ton permis dans une pochette-surprise ? Quel culot ! » Ou bien : « Mais pour qui tu te prends ? Quelle insolence ! » Le problème dans cette affaire, c'est que vous gaspillez votre adrénaline et votre foie va avoir du mal à l'éliminer. Pendant ce temps, la personne que vous avez incriminée ne se rend compte de rien. Autrement dit, vous êtes la seule personne lésée en la matière (ou vous ne faites du tort qu'à vous-mêmes). Il faut s'entraîner à l'impassibilité et au flegme, les deux piliers de la santé.

Passons maintenant au cœur du problème. Dans quelles circonstances faites-vous preuve d'un manque d'égards, en vous mettant en avant, en prenant vos aises, en ne vous préoccupant pas des droits des autres ou en imposant votre point de vue ? En effet, cette partie évincée de vous-même n'apparaît pas seulement parce qu'on vous a manqué d'égards.

Quand vous vous énervez contre les autres, essayez de déterminer où se dissimule en vous la partie qui s'est ainsi manifestée.

Attention, observer votre colère ne suffit pas à mettre au jour la part d'ombre concernée. La question n° 5 peut vous aider à obtenir des précisions sur la part d'ombre en question. Si, par exemple, vous vous étonnez que quelqu'un puisse parler librement et avec éloquence, c'est qu'un tel orateur existe en vous mais que, pour une raison quelconque, il a été refoulé dans votre part d'ombre. Je vais prendre un exemple tiré de ma pratique pour que les choses soient bien claires.

Antoine avait toujours été bienséant, prenant bien soin de toujours respecter scrupuleusement les règles. Il ne lui serait jamais venu à l'idée de fermer les yeux ou de lâcher du lest, ne serait-ce qu'une fois.

C'est pourquoi il était timide, voire coincé. Il n'éprouvait aucune joie de vivre. Son métier était un devoir imposé par les autres mais, au fil du temps, il se montrait de plus en plus triste et renfermé. C'était aussi la raison pour laquelle il était venu me consulter. Antoine ne voulait plus être simplement catalogué comme « dépressif », mais était convaincu de pouvoir sortir de cette situation.

Au cours de notre première séance, il apparut que, dans son enfance, Antoine avait eu très peu de marge de manœuvre. Une circonstance lui revint en mémoire, laquelle lui sembla dater de la veille. Il avait alors quatre ou cinq ans et n'allait pas encore à l'école, mais il était seul à la maison lorsqu'il tomba sur les peintures acryliques de sa mère (qui était professeure d'arts plastiques). C'est avec ardeur et fierté qu'il transforma alors la cuisine en une œuvre d'art, mais cette œuvre ne suscita pas l'enthousiasme de ses parents puisque son père le roua de coups et que sa mère fut très en colère contre lui. C'est ainsi que sonna la fin de sa carrière artistique. Par la suite, il ne cessa d'admirer les peintres de rue et d'aller visiter des galeries.

C'est ainsi qu'en recherchant sa part d'ombre il avait remis au jour son talent artistique. Au cours du traitement, il s'inscrivit à un cours de dessin dans une université populaire et mit des couleurs dans son quotidien et s'épanouit.

Si vous remarquez que vous êtes particulièrement admiratif de ce que d'autres accomplissent, vérifiez donc si vous ne possédez pas ce talent et essayez de le mettre à profit. Vous enrichirez immédiatement votre vie.

Éprouvez-vous de la sympathie, voire de la pitié pour Antoine ? Son histoire a-t-elle fait remonter des souvenirs en vous ? Si c'est le cas, il faut maintenant découvrir et trouver une solution à ce qui est resté caché en vous. Prenons un exemple. Si vous avez été battu par vos parents à cause de vos créations, essayez de comprendre ce que cela a produit en vous. Qu'il s'agissait d'une petite claque, d'une fessée ou de coups sévères, vous avez pu entretenir ces souvenirs douloureux pendant des décennies et, d'une manière aussi tordue qu'inévitable, finir par penser que cela était justifié. Il faut savoir que lorsqu'on frappe un enfant, on prouve ainsi qu'on le considère comme un objet. Il n'y a pas d'amour en jeu dans une telle situation. Les enfants se sentent humiliés. Amour et châtiment s'opposent et font naître chez l'enfant le sentiment de ne pas être aimé et la peur de s'attacher.

Voici une phrase que vous pourrez prononcer pour tester ses résonances en vous : « Je me sens toujours blessé du fait que mon père m'ait roué de coups pour la faute commise au lieu de me prendre dans ses bras et de me montrer à quel point il m'aimait. »

Impulsions de guérison pour les enfants battus

Même si je me sens toujours blessé du fait que mon père m'ait roué de coups pour la faute commise au lieu de me prendre dans ses bras et de me montrer à quel point il m'aimait, je m'aime et je m'accepte comme je suis. Je me donne la liberté de clore une fois pour toutes ce chapitre de ma vie. Je pardonne à mon père du fond du cœur de ne pas avoir été capable de me montrer son amour.

On ne peut compenser l'amour paternel qu'on n'a pas reçu, mais l'amour dont j'ai besoin aujourd'hui, je suis capable de le générer seul Je me promets de le faire en abondance. Je suis en paix avec mon père.

Cas clinique de lymphome : « Le cancer m'a sauvé la vie. »

Généralement, les patients viennent à mon cabinet avec des signes cliniques complexes et des histoires personnelles qui ne le sont pas moins. J'aimerais présenter ici un cas clinique qui vous montrera comment les bousculements et les affirmations sont utilisés pratiquement, mais aussi comment vous serez capable d'enquêter sur les problèmes complexes qui sont les vôtres. Dans un premier temps, vous résoudrez les problèmes les uns après les autres mais, avec le temps, votre expérience vous permettra d'oser en affronter deux ou trois à la fois.

En janvier, Bernard (alors âgé de cinquante-trois ans) constata la présence d'une induration sous la mâchoire inférieure gauche et fut d'abord rassuré par son médecin traitant qui lui affirma que ce n'était pas grave. Mais, en avril, alors que l'induration avait pris du volume, Bernard alla consulter un ORL qui l'adressa à un CHU. Les examens pratiqués sur l'induration désormais profonde permirent d'établir le diagnostic suivant : lymphome non hodgkinien (cancer du ganglion lymphatique), raison pour laquelle, on lui conseilla de faire une chimiothérapie. Bernard arriva à ma consultation près de deux mois après la pose du diagnostic, laquelle laissait peu de temps puisque son traitement était programmé et qu'il ne put me parler de ses complexes antécédents que quelques jours plus tard.

Bernard connaissait depuis longtemps des épisodes dépressifs et était incapable d'établir de relation solide avec une femme. Au contraire, il avait été surpris à plusieurs reprises de se sentir attiré par des jeunes filles. De son histoire familiale, il ressortait qu'il avait été étouffé par une mère dominatrice qui lui avait donné l'impression qu'il n'était pas à la hauteur. Le père n'avait rien fait pour soutenir son fils mais contribué, par sa tendance à consommer trop d'alcool, à la déstabilisation de sa famille. En fin de compte, Bernard s'était convaincu qu'il n'avait pas droit au bonheur.

Il était devenu accro au sucre – ersatz de la douceur de la vie – dont il se nourrissait presque exclusivement ainsi que de glucides rapides, se passant de légumes, leur préférant les boissons hypercaloriques qui, au fil du temps, lui avaient fait prendre plus de vingt kilos et avait conduit son système immunitaire au bord du gouffre. La notion de loisirs agréables et intéressants lui était totalement étrangère : il passait le plus clair de ses soirées devant la télévision, rendait régulièrement visite à sa mère, ce qu'il trouvait de plus en plus pesant au fil du temps, et avait eu plusieurs relations aussi courtes que peu satisfaisantes. Il travaillait dans une station d'épuration, ce qui ne lui procurait pas non plus de grands moments de bonheur, mais lui donnait au moins la certitude d'être bon à quelque chose.

Lors de la première consultation, les examens pratiqués mirent en évidence un important déséquilibre du système immunitaire et de l'ensemble du métabolisme, confirmant dans une large mesure les résultats des examens demandés par le médecin traitant. Ces résultats me permirent de prescrire un traitement homéopathique que Bernard prit sous forme de gouttes. Grâce au diagnostic des interférences – qui permet de découvrir ce qui retarde la guérison –, on put mettre en évidence la présence d'émissions toxiques de métaux et de mycoses dues à des dents malades, des émissions absorbées par les muqueuses. C'est pourquoi je lui conseillai de consulter son dentiste aussi vite que possible et de porter au travail un masque protecteur lorsqu'il se trouvait dans des zones particulièrement polluées.

Bernard m'expliqua qu'il voulait avoir un ou deux cycles de chimiothérapie car l'oncologue du CHU lui avait fait très peur. Il était décidé à tout tenter. Je le laissai entièrement libre de décider s'il voulait ou non faire de la chimiothérapie. Je l'assurai de mon soutien quelle que fût sa décision.

Lorsque je demandai à Bernard quelle valeur son corps avait pour lui, il me répondit que celui-ci devait tout simplement être en bon état de fonctionnement. Je répliquai qu'il ne semblait guère s'en préoccuper comme en témoignait sa façon de s'alimenter. Je lui expliquai qu'il y avait une différence entre le bon fonctionnement de son corps et le sentiment qu'il avait de sa valeur. Bernard m'avoua n'y avoir jamais pensé, qu'il mangeait ce qu'il aimait. En plus, le soir, il était trop fatigué pour faire des courses. Il lui fallait juste du chocolat. Le soir, il avait besoin d'une tablette entière. Nombreuses sont les personnes ayant de telles habitudes, qu'elles soient malades ou en bonne santé. Néanmoins, il coule de source qu'au bout d'un moment un corps qui n'est pas aimé ne peut qu'être abîmé par de tels comportements alimentaires. Le corps, l'esprit et l'âme ne font qu'un, il est impératif de ne pas faire abstraction ou d'ignorer l'un de ces trois éléments.

De nos jours, chacun sait qu'à côté de la cigarette, le sucre, le blé et les produits laitiers (rappelons que le chocolat associe souvent lait et sucre !) sont à l'origine de nombreuses maladies chroniques sévères. Alors que je détaillai à Bernard le rôle du sucre dans la formation d'un cancer, je lui conseillai de l'éliminer de son alimentation, ce qu'il fit d'emblée. Je lui remis un ouvrage consacré à l'alimentation anti-cancer[14] et lui conseillai aussi d'arrêter de fumer. Je considérai le changement alimentaire comme prioritaire.

Les résultats obtenus avec la médecine HOLAR furent tout aussi décisifs pour le traitement à venir. Ici, il s'agissait de mettre très rapidement au jour la portée et l'intensité des expériences enfantines. Comme d'habitude, je testai la survivance de vieux sentiments de culpabilité. Et c'était bien le cas ! Le simple fait de dire « Je suis coupable » entraîna chez Bernard un très fort bousculement vers l'avant. Celui-ci fut aussi étonné qu'impressionné par sa réaction car, jusqu'alors, il ne s'était guère intéressé à la notion de culpabilité.

14. Cet ouvrage, *Die neue Anti-Krebs-Ernährung. Wie Sie das Krebs-Gen stoppen* n'a pas encore été traduit en français, mais il existe des livres consacrés à ce thème dont celui de David Servan-Schreiber (*Anti-cancer*) ainsi que celui plus récent de J.-Ch. Charrié, M. Souffland-Groussard et S. Bartczak, *Les Clés de l'alimentation anti-cancer et maladies inflammatoires, infectieuses, auto-immunes…*, Terre Vivante éditions, 2017.

Avant de pouvoir aller plus loin, il lui fallait d'abord se débarrasser de ce poids. C'est pourquoi un rituel de résolution de problème s'ensuivit. J'énonçai la formule à haute voix et Bernard répétait après moi, tandis qu'il massait le point douloureux.

Vous connaissez déjà la formule : « Je me pardonne du fond du cœur parce qu'alors je ne pouvais ou ne voulais faire autrement. J'accepte mon passé et je le bénis. Je suis en paix avec moi-même. »

Comme on pouvait s'y attendre, un nouveau contrôle avec la phrase « Je suis coupable » suscita encore un bousculement et une seconde séance s'ensuivit afin de parvenir à la stabilité.

On passa ensuite à d'autres questions qui bouleversèrent profondément Bernard. Elles concernèrent d'abord sa mère. À la phrase test : « Je pardonne à ma mère du fond du cœur », il se mit à vaciller si fort qu'il fallut chercher immédiatement les raisons d'une telle réaction. « J'ai peur de n'être toujours pas à la hauteur aux yeux de ma mère » suscita une importante réaction, de même que « J'ai peur d'être encore responsable du bonheur de ma mère ». Bernard perdit l'équilibre lorsqu'il dit : « J'ai peur de n'avoir aucun droit au bonheur. »

La résolution prit un certain temps mais, en fin de séance, Bernard parvint à rester immobile en prononçant chacune des phrases test. Il était très impressionné d'éprouver l'émergence d'une telle force en prononçant des phrases dont le contenu l'avait poursuivi toute sa vie, ainsi que de la facilité avec laquelle il était finalement parvenu à s'en débarrasser. Je lui expliquai qu'on ne se débarrassait pas si rapidement de croyances profondément enracinées en soi, mais qu'il faudrait plusieurs semaines pour que, grâce à une répétition quotidienne, il pût en venir à bout.

La thérapie se déroula comme suit :

- Changement de régime alimentaire d'où fut désormais exclu le sucre sous toutes ses formes, le blé (et tous les produits à base de blé) et les produits laitiers (pour beaucoup, c'est une étape presque impossible à franchir).
- Recettes de compléments alimentaires (vitamines B, C, D, E, sélénium et zinc), et cela sans chimie.
- Soins dentaires après identification de problèmes d'amalgames et d'inflammation chronique des racines.
- Port d'un masque aux abords du bassin de décantation.
- Prise quotidienne de gouttes homéopathiques.
- Lecture quotidienne à haute voix des affirmations accompagnée du massage du point douloureux.
- Réduction de la consommation de cigarettes.
- Identification de moments positifs et mise au point de façon à les prolonger.
- Diminution des contacts avec la mère jusqu'à ce que les affirmations n'entraînent plus de bousculements.

Dans le cadre de l'entretien téléphonique qui se déroula une semaine après notre première entrevue, Bernard m'informa qu'il avait décidé de se soumettre à deux cycles de chimiothérapie ainsi qu'au jeûne pendant un certain temps, ce que j'approuvai avec force. Et il me raconta avec une joie perceptible que, grâce aux affirmations, tout allait bien dans son travail et qu'il avait désormais trouvé sa voie. Trois semaines après notre première rencontre, Bernard se présenta à mon cabinet. Au lieu d'un homme renfrogné, je découvris un patient gai, heureux de vivre qui me déclara avec fierté qu'il avait complètement changé son alimentation et déjà perdu sept kilos. Il suivait la quasi-totalité de mes recommandations, dont la cuisson vapeur et la consommation de beaucoup de légumes.

Durant les visites de contrôle, je pus affiner encore mon diagnostic. Bernard m'expliqua que sa mère était désormais totalement folle et n'était pas en état de comprendre son changement de comportement. J'intervins alors afin de faire disparaître cette culpabilité galopante et le sentiment de honte qui l'accompagnait. La mère de

Bernard avait sans doute compris que son fils allait prendre son indépendance et ne serait plus une victime expiatoire. Le plus simple consistait alors pour elle à fuir ses responsabilités. De son côté, Bernard devait accepter le projet de vie de sa mère, sans rechercher ses culpabilités et responsabilités envers elle.

Ce n'est souvent qu'avec le temps que les patients montrent la totalité des charges émotionnelles qui les accablent, lesquelles ne peuvent être appréhendées qu'à tour de rôle. Je donne toujours à mes patients l'analogie de la bouteille d'eau minérale gazeuse. Lorsqu'on l'ouvre, elle pétille beaucoup puis la surface s'apaise. Néanmoins, des heures plus tard, on continue de voir des bulles se former. Il en va de même avec les blocages émotionnels : certains mettent plus de temps que d'autres à remonter à la surface.

Quatre semaines plus tard, Bernard était présent pour notre troisième rendez-vous. Il m'expliqua avoir suivi un cycle de chimiothérapie, mais que les effets secondaires (picotements et élancements dans les mains) l'avaient dissuadé de se lancer dans un second cycle. Les visites de contrôle montrèrent une notable amélioration ainsi qu'un net regain d'énergie. Et c'est la raison pour laquelle, durant les deux rendez-vous suivants, je pus pratiquer un type particulier d'acupuncture (l'acupuncture parallèle mise au point par Hugo Nielsen). Cette acupuncture soutient les thérapies antitumorales de façon plus efficace en supposant l'existence d'une résistance.

Au fil du temps, Bernard constata que « ses vieux CD avaient cessé d'égrener dans sa tête toujours les mêmes pensées » et qu'il pouvait profiter des premiers jours vraiment agréables de sa vie. Il avait ressorti son clavier musical et sa bicyclette. Pendant ce temps, une enquête avait été menée sur son lieu de travail et, désormais, tout le monde avait obligation de porter un masque. Ses collègues le percevaient totalement différemment et il se sentait bien.

Quelques semaines plus tard, il me raconta avoir maintenant perdu vingt kilos et pouvoir faire jusqu'à quatre-vingts kilomètres à vélo sans se sentir fatigué. Son dentiste avait entamé des soins qui permettaient à Bernard de se sentir encore plus léger.

Au mois de novembre, les examens de sang demandés par son médecin traitant ne montraient plus aucun signe de tumeur cancéreuse, à son plus grand étonnement. De la même façon, sur le CT scan de contrôle, le lymphome était devenu indétectable.

En février de l'année suivante, le gonflement d'un ganglion lymphatique sous la mâchoire fit momentanément paniquer Bernard. Ses antécédents pouvaient laisser craindre une récidive du cancer, mais les examens révélèrent bientôt que le problème était une nouvelle fois lié à un problème de racine dentaire. Rassuré, il rentra tranquillement chez lui.

J'avais recommandé à Bernard une purification en profondeur de son âme, qui permettrait de mettre un terme à tous les traumatismes, grands et petits, de l'enfance. C'est ce qu'il fit en prenant contact avec une guérisseuse. Bernard répète à l'envie à tous ses amis et connaissances : « Le cancer m'a sauvé la vie. » Personne ne sera étonné d'apprendre qu'il n'a plus jamais passé de vacances seul…

Pourquoi ai-je choisi cet exemple ? Il s'agissait pour moi de montrer qu'il est aussi très important de faire des recherches sur les forces invisibles à l'œuvre dans des maladies mortelles. Attention cependant, une personne atteinte d'un cancer et qui aurait fait des tests seule ou avec un partenaire, ne sera pas guérie. Bien évidemment, les choses ne peuvent être aussi simples lorsqu'il s'agit de maladies graves : il faut alors associer des spécialistes qui aborderont les problèmes de manière globale. Mais si vous constatez que votre vie stagne, que vous êtes plus fatigué et moins performant, que vous vous contentez de fonctionner, il serait bon de consulter votre médecin traitant. Parallèlement, vous pouvez commencer à rechercher les causes profondes de votre état actuel.

Au fil de ces chapitres, vous avez déjà lu de nombreuses phrases-tests et peut-être les avez-vous testées. Vous trouverez en annexe une présentation détaillée des impulsions de guérison classées par ordre alphabétique. Passez-les en revue et notez celles qui vous font réagir. Les formules qui vous concernent devront être testées de préférence avec un assistant. En effet, je pense que, dans les cas complexes, la Méthode I est plus appropriée. Pratiquée seule, la Méthode II suppose de savoir mettre à distance les événements, même si l'on est directement concerné. Dans les cas de maladies complexes, dont on fait l'expérience au présent, cette distance cruciale peut être difficile à mettre en place.

Le processus de paix

Chacun de nous conserve dans son champ bioénergétique des marques de conflits qui n'ont pas été totalement résolus ou de blessures imparfaitement cicatrisées. Lorsqu'on parvient à éliminer ces éléments perturbateurs, on a beaucoup plus de chances d'être ou de rester en bonne santé.

Lorsque perdure le sentiment (conscient ou inconscient) d'être une victime, notre comportement en est affecté. Mais que se passe-t-il lorsque nous nous sentons non seulement victimes mais aussi bourreau ? Toutes ces possibilités doivent être envisagées dans le rituel de résolution de problème. J'aimerais vous présenter maintenant une sorte de « nettoyage » en profondeur que j'ai baptisé tout simplement « processus de paix ».

Prenez une feuille de papier, formez deux colonnes : la colonne de gauche sera intitulée « Moi = coupable » et celle de droite « Moi = victime ».

Moi = coupable	Moi = victime
Timothée	Léon
Maxime	Jules
Mme Dupont	Patrick
…	…

Vous inscrirez à gauche toutes les personnes envers lesquelles vous avez encore mauvaise conscience parce qu'autrefois vous avez mal agi ou les avez exploitées – vous étiez donc coupable. À droite, vous inscrirez les noms de toutes les personnes dont vous vous êtes senti victime parce qu'elles vous ont blessé. L'expérience prouve que cette colonne est toujours beaucoup plus longue que l'autre.

Il s'agira ensuite de travailler sur chacun des noms avec des formules tirées de l'Ho'oponopono hawaïen, lorsque vous êtes coupable ou avec la formule de pardon[15] si vous êtes victime.

Essayez de vous mettre dans la peau de votre victime et de retrouver les sentiments que vous avez suscités chez lui.

Ensuite, prononcez à plusieurs reprises et à la suite les phrases suivantes : « Je suis désolé, je demande pardon. Je me pardonne, je te pardonne. (Je t'aime, je m'aime.). Merci. »

La phrase : « Je t'aime… » concerne les personnes que vous connaissez bien et qui sont restées proches.

Formule tirée de l'Ho'oponopono :

Je suis désolée. Je demande pardon.
Je te pardonne, je me pardonne. Merci.

15. Sur le thème du pardon, je vous conseille l'ouvrage de Colin Tipping, *Le Pouvoir du pardon radical. 5 étapes pour vous libérer du passé et accueillir la joie de vivre*, traduit de l'anglais par O. Vinet, Trédaniel La Maisnie, Paris, 2018

Formule de pardon :

Même si je ressens toujours la blessure infligée par X, je suis en accord avec moi-même et je me donne la liberté d'effacer définitivement ce programme. Je lui pardonne du fond du cœur et c'est en toute affection que je le fais sortir de ma vie.
Je le laisse libre de sa destination.

Ce processus de paix peut prendre plusieurs semaines. Et, croyez-moi, cette liste ne cessera de s'allonger. N'espérez pas vous souvenir de tous les conflits lorsque vous dresserez votre liste pour la première fois. Au début non seulement vous ne rayerez pas les noms sur lesquels vous aurez travaillé, mais vous en ajouterez de nouveaux. Donnez-vous du temps. Il ne s'agit pas ici de régler de nombreux conflits aussi vite que possible, mais de mettre au jour ceux qui ce sont le plus profondément imprimés en vous. La qualité l'emporte ici incontestablement sur la quantité !

6.

Découvrez votre mission

Vous êtes vous déjà demandé quel sens avait votre vie et quelle mission vous aviez sur cette Terre ? Cela vaut la peine d'y penser car notre bien-être dépend en grande partie des choix que nous ferons. Plus nous avons de difficultés dans notre vie (et pas uniquement des problèmes de santé) et plus nous sommes aux antipodes de ce que nous nous étions fixés.

Quand on parle de « mission », il ne s'agit pas de pacifier tout un pays, à l'instar de Nelson Mandela, et de passer préalablement plus de vingt ans en prison jusqu'à ce que cette possibilité se présente. Découvrir sa mission revient à comprendre quelle pourra être sa contribution (aussi modeste soit-elle) pour laisser une marque positive de son passage sur cette planète. Cela pourra par exemple consister à planter des fleurs qui feront le bonheur des passants et les feront sourire. Elle n'a pas besoin d'être spectaculaire. L'important est d'agir d'abord et avant tout en laissant parler son cœur.

Si vous parvenez à déterminer votre mission, vous vivrez une formidable expérience. Créer les conditions favorables vous demandera peu d'efforts et vous bénéficierez d'un sentiment de bonheur qui perdurera dans le temps.

Afin d'en déterminer la nature, il vous faut d'abord vous tourner vers le passé. Vous souvenez-vous d'un moment d'émerveillement, d'un ressenti qui semblait être le symbole même de la vie ?

À ce moment, vous étiez en osmose avec votre âme. Peut-être avez-vous en mémoire des réactions de votre entourage lorsqu'on vous a demandé : « Mais pourquoi souris-tu ainsi (si bêtement...) ? » ou bien « Qu'est-ce que tu as fumé ? ». Souvent, les personnes qui nous entourent réagissent étrangement au bonheur d'autrui. Nous sommes trop conditionnés par le négatif, la souffrance et les lamentations.

Vous souvenez-vous donc d'un moment de votre vie où vous étiez pleinement investi dans ce que vous faisiez ? Étiez-vous sur le point de décrocher le travail de vos rêves ? Aviez-vous fait une rencontre exceptionnelle ? Passez en revue toutes les situations qui vous permettront de répondre à la question – fondamentale – suivante : « Quelle est ma mission sur cette Terre ? »

Découvrez ce qui résonne en vous. Donnez-vous du temps pour faire ce voyage en vous-même. Si vous pensez ne pas avoir de mission à remplir, continuez votre lecture car il n'y a aucune obligation en la matière !

Imaginons que, dans le passé, vous ayez participé à une représentation dans laquelle vous jouiez un rôle important en tant que comédien ou musicien . Prenez le temps d'imaginer ce qui se passerait si vous suiviez à nouveau vos aspirations ? Qu'est-ce qui vous permettrait de les retrouver dans le futur ? N'ayez aucune inquiétude : même si cela voulait dire que vous deviez quitter votre travail ou déménager, le bonheur que l'on ressent lorsque l'on poursuit sa mission vaut tous les sacrifices. Pourquoi ne pas échanger un bon boulot contre le meilleur des emplois ?

Vous avez déjà passé en revue nombre d'affirmations qui vous ont permis d'accéder plus facilement à votre intériorité la plus secrète. Vous y découvrirez aussi votre mission, car celle-ci est en réalité connue de longue date. *Stricto sensu*, cette mission était déjà déterminée avant votre naissance, mais elle est difficile à décoder car notre éducation est axée sur le rendement, l'adaptation, la dépendance et la satisfaction laquelle est la plus grande ennemie du bonheur. Nous nous contentons de confort, oubliant qu'il s'agit là d'une profonde résignation intérieure. On nous apprend à consommer, mais l'idée essentielle n'est-elle pas fondée sur le fait que les personnes vraiment riches n'ont besoin de rien ? Car qui n'a besoin de rien n'est pas aliénable, n'étant pas rentré dans la spirale négative du « J'aimerais bien cela, mais je ne peux me l'offrir. » Nombreuses sont les personnes qui tombent dans le piège que ne cesse de tendre la publicité. Nous sommes incités à acheter des choses dont nous n'avons pas besoin uniquement pour échapper au sentiment de ne rien pouvoir se permettre. « Ai-je vraiment besoin de cela ? », telle est la question qu'on devrait se poser systématiquement en pénétrant dans un centre commercial ou en visitant des sites marchands sur Internet.

Pour déterminer sa véritable mission, le premier pas consiste à se libérer des contraintes que nous impose l'extérieur : les souhaits professionnels plus ou moins désirés, les idées et exigences de tiers, etc. Décider de se respecter permet de se redécouvrir.

Asseyez-vous un moment et soyez attentif à votre corps et à vos pensées pendant trois à cinq minutes. Observez la façon dont bat votre cœur et comment votre souffle circule dans votre corps. Inspirez et expirez par le nez. Prenez conscience de la façon dont les ailes de votre nez se refroidissent avec l'inspiration et se réchauffent avec l'expiration. Concentrez-vous sur vos jambes, vos vêtements, vos chaussettes et chaussures. Quels bruits percevez-vous ? Arrêtez-vous quelques minutes sur chacun de vos sens. Avec un peu d'entraînement, vous parviendrez à sentir l'énergie présente dans votre corps circuler grâce à cet exercice très simple. Parfois, on obtient le même résultat en ne faisant rien.

Après ces quelques minutes de calme, posez-vous maintenant les questions suivantes : « Qu'est-ce qui me tient le plus à cœur ? », « De quoi ai-je besoin maintenant pour être vraiment heureux ? »

Avec un peu de patience vous découvrirez que vous n'avez besoin de rien de plus pour être heureux. Le bonheur se décide. J'ai affiché la phrase suivante dans mon cabinet : « Si tu veux être heureux, alors tu l'es ! ». Que cette phrase est juste !

Votre mission sur cette Terre consistera donc à vous faire du bien et à faire du bien aux autres. Respectez bien cet ordre, à savoir vous-même puis les autres. Le fait de se placer ici en premier n'a rien à voir avec l'égocentrisme, c'est juste raisonnable. Que se passerait-il si vous commenciez maintenant à être heureux ? Prendre la décision d'être heureux peut être le sésame qui vous permettra de déterminer votre mission.

Si tu veux être heureux, alors tu l'es.

7.

L'âme répond dans les rêves

En prononçant les formules destinées à conserver la santé et à guérir, vous découvrirez des choses intéressantes. Non seulement vous allez vous transformer (vous vous mettrez moins en colère, vous vous sentirez moins frustré et serez plus heureux), mais le processus en cours se manifestera aussi dans vos rêves, lesquels vous donneront des indices sur les thématiques à aborder. Ne vous étonnez pas si vous commencez à rêver ou que vous vous souvenez de vos rêves, alors que ce n'était pas le cas avant. Les rêves sont très souvent la réponse immédiate aux thématiques abordées. Ils donnent des indications sur la direction dans laquelle doit s'orienter votre travail.

Avez-vous déjà cherché à comprendre vos rêves ? Si ce n'est pas le cas, il est temps de le faire, car le chemin de la guérison que vous avez commencé à emprunter avec les formules va vous permettre d'obtenir des révélations sur votre intériorité par l'intermédiaire des rêves. Un domaine particulièrement créatif vous attend !

Il existe d'innombrables ouvrages sur l'interprétation des rêves que vous pouvez tout à fait utiliser. Je vais me limiter ici à des thèmes clés, ceux dont mes patients m'ont le plus parlé. Je prendrai certains thèmes en exemple afin de vous expliquer comment utiliser vos rêves pour vos propres besoins.

J'aborderai donc successivement les thématiques suivantes :

- Rêver d'individus
- Rêver des forces de la nature
- Rêver de voyages
- Rêver de couleurs

Dans les rêves, nous retrouvons toujours des traits de personnalité refoulés ou dédaignés. Ceux-ci apparaissent dans notre monde imaginaire, imposant leur présence parce qu'ils veulent être vus, pris en considération, et finalement intégrés. Les exemples qui suivent vous donneront des indications sur des facettes négatives de votre personnalité. Il s'agira alors de prendre conscience de ces traits et de les faire vôtres. Assumez-vous avec toutes vos spécificités, positives et négatives.

Vous souvenez-vous de cette formule revenue à maintes reprises au fil des chapitres : « Je m'aime et je m'accepte comme je suis » ? Elle s'applique aussi ici. C'est ainsi que vous deviendrez la personne que vous étiez destinée à être. Gardez aussi en mémoire les formules sur lesquelles vous avez travaillé et voyez la façon dont elles se répercutent dans vos rêves. De fait, elles vous aideront à trouver une solution à vos conflits et problèmes. Nos rêves sont de merveilleux conseillers si nous savons les accueillir et les prendre pour ce qu'ils sont : d'utiles expressions de notre âme dans le cadre de la gestion de nos problèmes.

Ces exemples doivent vous permettre de faire une première interprétation. Pour aller plus loin, je vous conseille de lire des ouvrages sur ce sujet ou de consulter un oniromancien.

Appréhendez toujours l'objet de votre rêve et de sa représentation dans le cadre des affirmations sur lesquelles vous avez travaillé et de vos réactions (bousculements).

Rêver d'individus

Lorsque vous constatez que vous rêvez d'individus après les bousculements et les premières impulsions de guérison, vous devez prendre le temps d'en découvrir les véritables raisons sous-jacentes. Admettons que vous ayez rêvé d'un prince, d'un roi ou d'un président, une telle personnalité au statut supérieur pourrait symboliser votre haute valeur personnelle, celle que vous devriez avoir. Après une impulsion de guérison soulignant le sentiment de ne pas être à la hauteur, de tels rêves ne sont pas rares.

Une personne occupant une position sociale élevée incarne aussi souvent une autorité concrète. Si vous avez rêvé d'une reine, il peut s'agir de votre mère ou d'une puissance féminine et de la capacité à établir une relation. Une figure masculine peut symboliser votre père ou votre propre désir de puissance. Si la personne est vieille et malade, il vous faut sans doute repenser votre système de valeurs et adopter une approche orientée vers l'avenir, capable de vous tirer de vos difficultés actuelles. Après avoir rêvé de personnes hauts placées, demandez-vous avec quel type d'autorité vous avez un profond désaccord.

Peut-être confondez-vous autorité et autoritaire et que vous n'osez pas le vérifier car ce n'est pas ainsi que vous aimeriez être considéré. Pourtant, si vous défendez ce que vous êtes, on vous respectera. Prenez vos rêves tels que vous les recevez, sans rien en changer. Si le rêve est le jeu d'obstacles et de dangers, vous êtes sur la bonne voie, mais il vous reste encore du travail pour parvenir à une résolution définitive. Dans de tels cas, recherchez qui, dans votre plus tendre enfance, a voulu vous convaincre que vous ne valiez pas grand-chose. Intégrez cette personne dans vos affirmations et vous constaterez que votre problème se résoudra beaucoup plus vite et que vos rêves seront plus apaisés.

Peut-être avez-vous rêvé d'un ami ou d'un conjoint. Dans ce cas, il se peut que ces personnes incarnent certains de vos traits de caractère que vous n'osez pas montrer. Il peut s'agir de spécificités que vous admirez ou détestez chez lui ou elle. Dans les deux cas, assimilez ces traits de caractère, faites les vôtres et bientôt ils ne résonneront plus dans vos rêves.

Avez-vous rêvé que votre conjoint sorte avec quelqu'un d'autre et en ait du plaisir ? En général, il n'y a pas de raison d'être jaloux dans la vraie vie, de tels rêves sont plutôt révélateurs de crainte que vous nourrissez et qui doivent être éliminées avant qu'elles ne sapent votre relation.

Rêver des forces de la nature

Nos rêves ne sont pas qu'harmonie et luminosité. Nous assistons aussi au déchaînement des forces de la nature ou devons résister à toutes sortes de dangers.

Le fait de rêver des forces de la nature nous montre clairement qu'il existe des tensions dans notre vie intérieure, un déséquilibre entre ce que nous sommes et ce que nous semblons être. Nous ne nous montrons pas tels que nous sommes, nous refoulons quelque chose d'important.

Dans ces rêves, on assiste très souvent à des éruptions volcaniques et à des tremblements de terre. Ces rêves catastrophes démontrent la présence en nous de tensions et de gêne. Ils se traduisent dans notre corps par des tensions et une montée en flèche des hormones du stress. En réalité, le rêve, quelle que soit sa nature, entraîne une grosse production d'adrénaline et de cortisol par les glandes surrénales. Notre corps est soumis au stress et il le signale par des suées, des tremblements, une certaine agitation ou des contractions musculaires. Il n'est donc guère étonnant que nous sortions épuisés de tels rêves !

Rêver d'une éruption volcanique peut être le signe que certaines émotions qui sommeillent en nous, dans notre part d'ombre, tentent ainsi de se manifester. Plus nous employons de force à réprimer ces émotions et à les bannir dans notre part d'ombre, plus forte sera l'éruption qui leur permettra de sortir finalement. Posez-vous des questions du type : « Est-ce que je réprime des sentiments que je n'accepte pas – haine, jalousie, vengeance... – ? Suis-je si frustré que j'aimerais exploser ? Est-ce que je perçois un défi que je ne me sens pas capable d'affronter ? »

Selon les cas, en fonction des impulsions de guérison que vous avez choisies, d'autres questions peuvent remonter à la surface : « Qui provoque en moi une si grande colère que j'aimerais lui dire ses quatre vérités à la figure, et pour quelles raisons y ai-je renoncé ? » Peut-être s'agit-il de votre chef qui ne vous accepte pas ou vous dénigre toujours devant toute l'équipe tandis que vous vous efforcez de ravaler votre colère au lieu de vous défendre ? Lorsque vous ne vous sentez pas à la hauteur vis-à-vis de votre chef (ou que vous vous sentez ignoré par lui) et que vous avez commencé à travailler sur ce thème avec les impulsions de guérison, une explication plausible se présente alors. Ce rêve montrerait qu'il vous faut encore travailler sur un sujet plus profond et plus ancien. Une personne appartenant à votre passé peut avoir un lien avec ce sentiment de ne pas être à la hauteur : un parent, un enseignant, un ancien compagnon/compagne, un ancien chef ? Dans le doute, essayez à tout hasard une phrase du type : « J'ai peur de n'être toujours pas à la hauteur pour tel enseignant. » Avec le temps, vous découvrirez de qui il s'agit et des impulsions de guérison précises pourront alors être élaborées. Avec ce thème, vous devriez être capable de remonter très loin en arrière dans votre vie.

Les traumatismes qui se dissimulent derrière les rêves de séismes sont tout aussi explosifs et brûlants. Ici, il ne s'agit plus d'un sentiment réprimé qui veut exploser à toute force, mais d'un tremblement de terre qui attire l'attention sur le fait que quelque chose s'est brisé. Pourrait-il s'agir d'une éventualité qui n'aurait pas eu d'avenir ? Une opportunité de travail qui serait tombée à l'eau malgré votre euphorie des débuts ? Dans ce cas aussi, des questions de ce type pourront vous aider à découvrir ce qui se cache sous ce rêve : « Ai-je vécu quelque chose dont je me suis difficilement remis ? Ai-je peur d'une décision ou d'un changement auxquels je ne peux rien ? Quelque chose s'est-il révélé faux alors que j'étais intimement persuadé de sa véracité ? »

Grâce à un exemple, je vais expliquer ce qui peut conduire à rêver d'un tremblement de terre. Admettons que vous ayez découvert grâce à l'intensité du bousculement, que votre mère vous a rendu responsable de son bonheur. Sachant que vous n'aviez aucune chance d'accomplir cette tâche, vous avez élaboré des impulsions de guérison destinées à vous libérer de cette dépendance et à pardonner à votre mère. Une fois libérée votre relation amoureuse vous apparaîtra sous une lumière nouvelle dans le cas où votre conjoint vous rendrait également responsable de son bonheur. Votre rêve de tremblement de terre pourrait alors indiquer que vous avez reconnu les points communs entre les deux situations sans encore en réaliser les conséquences.

Je n'essaie pas de vous dire que vous devriez vous séparer de votre conjoint, mais que vous devez discuter avec lui de bonheur et de responsabilité. Sans doute n'a-t-il pas conscience de la façon dont il se comporte envers vous et sera donc très étonné lorsque vous aborderez le sujet. Tout dépendra de sa bonne volonté de travailler sur ces émotions (dont il n'a pas conscience) et de trouver de quelle manière vous pourrez vous en sortir à l'avenir. Il devra être prêt à travailler sur soi et peut-être réussirez-vous à découvrir la nature de son problème de fond, ou bien lui conseillerez-vous un livre qui pourrait l'aider. Dans ce cas, il ne s'agira pas d'un ordre : « Il faut que tu lises ce livre ! », mais plutôt d'un conseil : « J'ai trouvé ce livre intéressant et j'aimerais beaucoup avoir ton avis… »

Rêver de voyages

Lorsque vous rêvez de voyages (en voiture ou en train), il est possible que vous soyez arrivé à un point où il va falloir prendre des décisions et reprendre le contrôle de votre vie si vous l'avez perdu. Le voyage symbolise votre vie et, plus particulièrement, les obstacles et les itinéraires comme autant de potentialités de transformations.

Si vous avez travaillé sur la peur de l'avenir grâce à des affirmations appropriées, il est très vraisemblable que vous ayez eu ces rêves où le voyage apparaît comme la solution du problème. Demandez-vous alors dans quel domaine de votre vie la confusion et l'incertitude prédominent. Êtes-vous sûr de la prochaine étape ? Répondez aux deux questions suivantes : « qui prend les décisions pour vous ? » « Ne vaudrait-il pas mieux que vous preniez seul les décisions fondamentales de votre vie ? » Demandez-vous aussi qui vous avez autorisé à occuper la place du conducteur dans votre voiture (dans votre vie) et pourquoi vous ne l'occupez pas. Était-ce par paresse, par peur des responsabilités ou par sécurité ? Connaissez-vous la destination de ce voyage ? Aviez-vous particulièrement envie d'entreprendre ce voyage ou en aviez-vous perdu l'envie depuis longtemps ?

Rêver de voyage ouvre un champ de possibles car le voyage est lié au mouvement, au changement de lieu et peut-être aussi de point de vue. Utilisez-vous la dynamique du voyage pour mettre au jour des problèmes liés au chaos, au désordre ou à la démesure ? Qu'est-ce qui manque dans votre vie pour pouvoir regarder vers l'avenir avec sérénité ?

Vous pouvez aussi vous poser des questions de ce type : qu'est-ce que je fuis ? Qu'est-ce que je ne peux plus supporter ? D'où vient cette conviction que l'important pour moi est de partir d'ici ?

Certaines personnes font toujours le même rêve dans lequel elles vont rater leur train ou leur avion. Si cela vous arrive alors que vous avez commencé à travailler sur des impulsions de guérison afin de remettre de l'ordre dans votre vie, demandez-vous si vous êtes bien prêt à entreprendre le voyage prévu. Peut-être un vieil autosabotage s'est-il insinué en vous, lequel doit être résolu avant que le voyage ne puisse véritablement commencer ?

La peur de réussir peut aussi apparaître alors que vous êtes déjà dans les starting-blocks. Dans ce cas, vous n'entendrez pas le signal du départ et partirez trop tard, à moins que vous ne soyez pas arrivé au stade à temps. L'autosabotage est aussi efficace que créatif. Avez-vous plus peur du succès ou de l'échec ? Dans les deux cas, vous aurez trouvé dans ce livre les impulsions de guérison qui vous permettront d'entamer ou de poursuivre votre quête de bonheur.

Rêver de couleurs

En général, nous voyons, entendons, sentons, respirons et ressentons dans nos rêves comme si c'était réel. C'est pourquoi les couleurs que nous y voyons revêtent souvent une importance particulière. Dans les rêves, les couleurs ne correspondent pas au classement traditionnel que l'on trouve en psychologie ou dans la spiritualité. Le bleu ne doit donc pas forcément être associé à la spiritualité, car il revêt pour vous un sens spécifique dans la mesure où vous l'avez associé à un événement de votre vie. Vous trouverez une étude intéressante dans *Le Code* de Johanna Paungger[16].

Restons sur l'exemple du bleu. Il peut être un signe de détente, de calme intérieur et de guérison. Naturellement, le bleu est

16. Cet ouvrage dévoile un savoir ancestral qui permet d'analyser sa date de naissance et d'en tirer des enseignements pour vivre mieux et en meilleure santé (voir la bibliographie en fin de volume).

classiquement associé à la spiritualité, aux capacités intellectuelles, à la fidélité et à l'intégrité. Afin de découvrir ce que signifie le bleu dans vos rêves, vous pouvez vous poser ce type de questions : devrais-je me concentrer plus sur mes objectifs et construire de solides fondations dans ma vie professionnelle et privée plutôt que de gaspiller mon énergie dans des projets qui, au final, ne me feront pas avancer ? Ne devrais-je pas me pencher plus sur ma spiritualité? Est-ce que je me sens abattu et devrais-je affronter avec plus de sérénité ce qui me stresse au lieu de déprimer ?

Bien d'autres thématiques peuvent se dissimuler derrière les différentes couleurs. Ainsi, un bleu royal ou un bleu marine peuvent être liés à un projet ambitieux et à un travail structuré, tandis que le bleu gris clair pourra signaler qu'il est temps de mettre le jardin en état, tandis que le banc bleu gris de la terrasse pourra symboliser le délicieux repos qui suivra le travail accompli.

La couleur rouge peut être associée à une vie remplie de joie, à une sensualité refoulée, mais aussi au fait de voir rouge. Ici aussi vous pouvez vous poser d'innombrables questions comme, par exemple : devrais-je extérioriser plus ma sensualité ? Ma vie manque-t-elle d'émotions ? Est-ce que j'ai encore beaucoup de colère en moi ? Le rouge évoque-t-il une personne ou une situation particulière de ma vie ?

Vous l'avez compris : les couleurs revêtement d'innombrables facettes, tout dépend donc des impulsions de guérison que le rêve pourrait révéler. Si vous avez travaillé sur le thème de la féminité ou de la masculinité refoulée, rêver en rouge vif pourra signifier qu'il vous faut vous pencher de manière plus attentive sur votre rôle sexuel et votre sensualité. Dans ce cas, le rouge pourrait être un magnifique signe que vos impulsions de guérison ont mis le doigt sur un point important mais que des éclaircissements sont encore nécessaires avant de pouvoir clore le sujet. Vous souvenez-vous de l'analogie entre la colère contre son chef et une éruption volcanique ? Eh bien, le magma expulsé par le volcan est d'un rouge incandescent et reflète la colère qui s'exprime enfin et aimerait clamer au monde que, maintenant, c'en est assez !

Le blanc est généralement associé à la pureté, à la clarté et à l'innocence. Lorsque le blanc apparaît en lien avec des impulsions de guérison, il traduit un secteur de votre vie qui a encore besoin d'être « nettoyé » ou soigné. Peut-être s'agit-il d'une situation inextricable qui se dénouera au cours d'un tête-à-tête, le blanc venant confirmer le fait que la manière juste d'aborder le problème a finalement été trouvée. Il se peut aussi qu'il reste un épisode (ancien) à régler, rectifier ou résoudre avant que vous ne puissiez goûter au bonheur. Vous pouvez alors vous poser des questions de ce type : dois-je me débarrasser d'une émotion toxique ? Une partie de ma vie demande-t-elle instamment à être soignée ? Bien évidemment, il faut faire preuve de la plus grande sincérité. Le blanc exige l'authenticité, la vérité. Il n'est plus possible de jouer à cache-cache avec soi-même si des impulsions de guérison entraînent la domination du blanc dans les rêves.

Rêves et bousculements

Nous avons passé en revue quelques-unes des explications possibles de vos rêves. Le prochain pas à accomplir pour mettre les connaissances acquises en pratique sera très simple. Vous utiliserez la technique des étapes précédentes, alors que vous cherchiez à résoudre vos principaux blocages, en examinant vos rêves avec les Méthodes I ou II. Vous pourriez très bien avoir des rêves que vous jugerez formidables, mais qui se révéleront sans importance durant les tests. Vous pourriez aussi avoir des rêves auxquels vous n'accorderez d'abord aucune importance, mais qui comporteront des explications décisives. Prenez vos rêves au sérieux lorsque vous travaillez avec des affirmations telles que celles qui sont présentées ici. Cela en vaut la peine. Voici un exemple pour que les choses soient bien claires.

Admettons que vous ayez rêvé à plusieurs reprises d'un tremblement de terre. Vous conservez encore la sensation de la terre qui s'ouvre sous vos pieds. Il faut vous poser la question suivante : qu'est-ce qui a été déchiré, brisé, détruit ? Une réponse vous vient immédiatement à l'esprit : cette relation qui durait depuis des années va prendre fin. Vous vous en doutiez déjà depuis longtemps, mais le fait de ne pas se sentir à la hauteur a permis d'arriver à un problème plus profond qui peut désormais se manifester.

Comment pouvez-vous résoudre cela avec la médecine HOLAR ? Il s'agit de reconnaître une situation et d'en tirer les conséquences. En cas d'échec d'une relation, voici les phrases test possibles :

- « Je me sens profondément déçu parce que mon partenaire m'a quittée (va me quitter). »
- « Je m'énerve car je n'avais pas vu que tout était en train de se défaire. »
- « Je suis déçu car la relation s'est révélée n'être qu'une illusion. »
- « Je me sens impuissant à maintenir ou à réparer cette relation. »
- « J'ai peur de ne pas avoir de socle solide pour bâtir ma vie et mon bonheur. »
- « J'ai peur de vieillir seul. »

Ensuite, vous pourrez utiliser directement les phrases auxquelles vous aurez réagi dans les impulsions de guérison. Ainsi, la déception ressentie devant une relation qui n'était qu'une illusion pourra être énoncée en vous inspirant de la formulation que vous trouverez ci-dessous. À partir de cet exemple, vous pouvez élaborer les formules qui vous correspondent puisque désormais vous connaissez parfaitement le principe des impulsions de guérison.

Mettez-vous debout, le dos droit, massez le point douloureux et lisez à haute voix les affirmations. Essayez de faire simple. Choisissez l'une des questions qui vous a fait réagir et allez-y ! Vous serez étonné de constater à quelle vitesse vous parvenez à résoudre ces séquelles de blessures.

Impulsions de guérison pour une séparation prévisible

Même si je suis profondément déçu de cette relation qui se soit révélée être une illusion et que les choses se défassent, je m'aime et m'accepte comme je suis. Je me donne la liberté de reconnaître les faits. Notre amour n'a pas suffi à supporter ou à résoudre les conflits qui nous opposaient. Se séparer vaut mieux que de sauver les apparences et de souffrir éternellement. Je nous pardonne du fond du cœur de nous être blessé l'un l'autre au lieu d'entretenir la tendresse qu'il y avait entre nous. Je fais sortir mon partenaire de ma vie en toute affection. Je dis oui à mon passé et je le bénis. Je suis en paix avec moi-même.

(Inspirez et expirez profondément.)

8.

Pour trouver l'harmonie intérieure

Tous les exemples tirés de ma pratique m'ont convaincu que chacun porte en soi des « déchets toxiques ». Nombre de ces problèmes n'auraient sans doute pas été aussi difficiles à éliminer si notre vie avait été plus équilibrée et harmonieuse, si nous avions abordé les situations avec plus de calme. Il ne s'agit pas toujours de réagir et de remédier aux dommages, mais d'empêcher la formation du problème. Ne serait-ce pas une bonne idée d'agir quotidiennement pour améliorer notre équilibre et notre harmonie intérieure ? En effet, cet ouvrage a aussi pour ambition de se demander comment rester durablement en bonne santé. Faire de la prophylaxie plutôt que de réparer.

J'aimerais vous présenter ici deux petits rituels[17] qui vous prendront peu de temps et qui vous aideront à conserver une stabilité psychique et physique si vous les pratiquez régulièrement. Ces rituels vous permettront d'apporter de la joie dans vos journées et d'en tirer des bilans positifs dans la soirée. Notre équilibre interne, notre pondération et notre sérénité sont les garants d'une vie en bonne santé, sans maladie chronique.

17. Au cas où les descriptions ne vous sembleraient pas suffisamment claires, reportez-vous à la vidéo que vous trouverez sur le site www.dr-meissner.de sous la rubrique « Mit Absicht gesund » (vidéo en allemand).

Le rituel du matin en 8 minutes

Dans le meilleur des cas, lorsque nous offrons à notre corps un rituel, nous structurons notre journée, un peu à la manière du brossage de dents. En effet, nous ne nous demandons pas tous les jours si nous allons nous brosser les dents, nous le faisons par habitude. C'est dans cet esprit que j'aimerais vous présenter ce rituel du matin que je pratique avec succès depuis longtemps. Il ne dure que 8 minutes, mais donne de l'énergie pour toute la journée. C'est un rituel que vous pouvez aussi répéter le soir. Il est intéressant de constater que ce rituel, qu'il apporte force et énergie le matin, permet de s'apaiser et de se détendre le soir. Il se compose d'exercices physiques simples tirés du fitness et du qi gong. Pour les exécuter, on n'a pas besoin de beaucoup de place, ni d'accessoires ou d'être particulièrement souple. Ces exercices peuvent se pratiquer dans sa chambre ou sa salle de bains et sans faire beaucoup d'efforts.

Chaque exercice a une action différente, mais tous ont pour but l'harmonisation du corps. Ils ont un autre point commun : la respiration y joue un rôle essentiel, alors même que son importance est souvent sous-estimée. Croyez-moi, le fait d'apprendre à respirer comme il faut permet d'éviter de nombreuses maladies.

Ce rituel se compose donc de huit exercices, qui durent chacun 1 minute. Placez un réveil ou une montre près de vous afin de contrôler la durée de chaque exercice.

Avant de débuter le rituel, placez-vous debout le dos droit, les pieds écartés de la largeur des épaules et poser vos mains l'une sur l'autre sous le nombril. Restez ainsi une vingtaine de secondes.

L'activation du qi

Cet exercice permet d'activer l'énergie vitale (le qi – prononcé tchi – en chinois), afin qu'elle soit disponible à tout moment de la journée.

Placez-vous debout, le dos droit, laissez pendre vos bras de chaque côté et tournez le buste vers la gauche et vers la droite, entraînant vos bras restés inertes qui, avec l'élan, iront frapper le bas de votre dos. Cela n'est pas douloureux, mais vous devez faire en sorte que l'effet se fasse sentir sur les côtés de la colonne vertébrale. Seul le buste se balance en effectuant de petits mouvements rapides vers la droite puis vers la gauche, etc. Inspirez lentement en trois temps, en commençant par la gauche (puis à droite et à gauche) puis expirez lentement en trois temps pendant que vous recommencez par la droite (à droite, à gauche, puis à droite). Lorsque vous aurez ainsi stimulé pendant 1 minute vos glandes surrénales, vous sentirez un regain d'énergie parcourir tout votre corps.

Pousser et tirer un chariot

Pliez légèrement les genoux, allongez les bras vers l'avant. Maintenant, imaginez un grand chariot rempli de lourdes pierres. Saisissez ce chariot imaginaire des deux mains (avec le dos des mains vers le haut), inspirez profondément et tirez vers vous le chariot imaginaire, puis expirez et repoussez-le de toutes vos forces.

Refaites ensuite le même exercice en plaçant les paumes vers le haut. Alternez ces deux exercices pendant 1 minute. Ils vous permettront d'augmenter votre dynamisme au niveau du souffle, des cuisses, du dos et des abdominaux.

Respirer dans la colonne vertébrale

Tous les exercices sont liés à la respiration, et c'est particulièrement le cas de celui-ci. Placez-vous debout, le dos droit. Écartez les bras vers le ciel, coudes pliés à 90°, regard vers le haut, afin d'ouvrir votre poitrine. Ensuite, tout en dirigeant votre regard vers le bas et en rapprochant votre buste vers vos genoux, ramenez vos bras devant vous de sorte que vos coudes, vos poignets et vos poings se touchent. Expirez profondément lorsque vous écartez les bras vers l'arrière et inspirez profondément en vous penchant vers l'avant.

La vague

Placez-vous debout le dos droit, penchez-vous vers l'avant avec les bras détendus puis remontez doucement le buste, la tête en dernier. Inspirez profondément en descendant et en rapprochant le menton de la poitrine, remontez lentement en finissant par la tête, tout en vous inclinant légèrement vers l'arrière. Poursuivez l'exercice pendant 1 minute. Le corps effectue un mouvement de vague, lequel relance la circulation sanguine dans la colonne vertébrale et dans tout le thorax.

L'ours nage dans l'océan

Cet exercice régule la respiration et libère les blocages présents dans le buste.

Commencez debout, le dos droit. Penchez-vous légèrement vers l'avant et, en expirant, effectuez un mouvement de brasse comme si vous nagiez. Redressez-vous au moment d'ouvrir les bras, que vous écarterez en «Y» en inspirant profondément. Repartez en plaçant vos mains à hauteur du thorax et en effectuant un nouveau mouvement de brasse. Expirez profondément. Quand vous ouvrez les bras vers l'arrière, expirez profondément. Vous comprenez maintenant pourquoi j'ai baptisé cet exercice « l'ours nage dans l'océan » !

Regarder ses talons

Grâce à cet exercice, vous allez pouvoir améliorer la rotation de votre colonne vertébrale, laquelle permet de stabiliser votre démarche et de renforcer la souplesse des muscles du dos.

Placez-vous debout, le dos droit, les jambes souples, les pieds écartés de la largeur des épaules et les bras détendus le long du corps. Alors que vous inspirez profondément, levez le bras droit au-dessus de la tête et jusqu'au-dessus de l'épaule gauche, allez aussi loin que vous le pouvez sans créer de douleur. Laissez votre bras droit où il est et tournez maintenant l'ensemble du buste vers la gauche jusqu'à ce que vous parveniez à voir votre talon droit. Expirez profondément et revenez de face en replaçant le bras droit sur la cuisse.

Faites la même chose de l'autre côté. Inspirez profondément en levant le bras gauche par-dessus la tête jusqu'à l'épaule droite. Laissez le bras en place et tournez le haut du corps et la tête vers la droite jusqu'à ce que vous puissiez voir votre talon gauche. Expirez profondément et revenez de face en replaçant le bras gauche sur la cuisse. Répétez ces mouvements aussi fluidement que possible pendant 1 minute, en alternant les côtés droit et gauche.

Se recentrer

Lorsque nous occupons bien notre centre, rien ne peut nous renverser. C'est précisément ce à quoi nous allons nous entraîner avec cet exercice, qui apporte de l'équilibre et renforce nos défenses contre les mauvaises énergies.

Vous êtes debout, le dos droit. Les deux bras sont devant le corps et les mains se touchent au-dessous du nombril. Faites un cercle vers le haut avec votre bras droit en inspirant et refermez ce cercle en passant la main tendue comme en prière par le centre du visage en expirant. Faites de même avec l'autre bras. Alternez les deux mouvements pendant 1 minute. Vous allez rapidement ressentir l'effet stabilisateur de ce mouvement.

Comme des bambous dans le vent

Nous voici arrivés à la dernière partie – et la plus relaxante – du rituel. Nous allons pouvoir ici nous laisser agiter par le vent comme si nous n'étions que des bambous.

Placez-vous debout, le dos droit, les pieds légèrement écartés. Vos bras sont le long du corps, les paumes orientées vers les cuisses. Imaginez qu'un vent léger vous fait osciller vers l'avant, vers l'arrière, sur les côtés, en diagonale : dans la direction où souffle votre vent. Détendez tous les muscles (ceux de vos cuisses aussi !). Sentez-vous tout à la fois léger et fermement ancré dans le sol. Même si cet exercice est censé durer 1 minute, vous pouvez le prolonger si vous le souhaitez.

Chaque exercice a un but spécifique et, une fois l'ensemble du rituel accompli, vous aurez le sentiment que chacune de vos cellules est devenue plus forte et qu'elle « sourit ».

Parvenir à faire sourire vos cellules est l'objectif de la méditation qui suit. Accordez-vous un moment pour méditer aussi souvent que possible. Votre corps vous en sera reconnaissant.

Méditation pour « faire naître le sourire dans tous les organes »

Vous avez déjà appris à bien respirer et à restaurer votre équilibre corporel grâce au rituel du matin. Maintenant, vous devez faire quelque chose pour que votre esprit se sente bien. C'est la raison pour laquelle je montre dans mes cours comment faire des méditations simples et que je vous présente ici ma préférée, que j'ai baptisée « le sourire des organes ». Vous allez rapidement comprendre pourquoi.

Cette méditation dure entre 5 et 7 minutes, en fonction de la rapidité à laquelle vous passez d'une phase à l'autre. Je vous conseille de commencer par lire le texte de la méditation à haute voix et de vous enregistrer sur votre téléphone ou votre tablette. Vous pourrez ainsi pratiquer quand vous le souhaitez. Vous pouvez méditer assis ou debout.

Installez-vous confortablement (assis ou debout) et placez vos bras dans une position agréable. Enlevez vos vêtements trop serrés ainsi que vos chaussures. Vous pouvez aussi déboutonner le premier bouton de votre pantalon pour libérer le bas du ventre.

Durant cette méditation, plusieurs centres énergétiques seront abordés. Le premier centre énergétique correspond à *sahasrāra*, le septième chakra situé au sommet du crâne, qui peut se traduire par « lotus aux mille pétales ». Les centres énergétiques suivants se situent au milieu de la tête, à la hauteur des yeux (centre supérieur), juste derrière le cœur (centre médian) et au milieu du ventre (centre inférieur). Ce sont ces centres qui ravitaillent toutes les zones de notre corps en énergie. Il vaut donc la peine de s'en occuper activement.

Accordez-vous un peu de temps pour cette méditation, surtout si vous ne vous êtes jamais lancé dans cette approche de voyage mental. Au fil du temps, la lumière se matérialisera et vous en ressentirez la chaleur.

Vous allez commencer par inspirer et expirer profondément à trois reprises. Chaque inspiration vous permettra d'insuffler dans votre corps un air frais et pur qui se répandra dans toutes vos cellules. Chaque expiration vous permettra de vous débarrasser de tout ce dont vous n'avez plus besoin par le simple pouvoir du souffle. L'inspiration fait pénétrer la lumière en vous, l'expiration la fait ressortir. Il s'agit d'un processus dynamique qui vous relie directement à votre environnement.

Maintenant, imaginez qu'une lumière brille dans votre ventre, au-dessous du nombril, elle émet une belle lumière dorée et chaude. C'est là, dans le centre inférieur, que cette sphère lumineuse va commencer son voyage pour irradier dans tout votre corps.

Imaginez la façon dont cette sphère lumineuse est poussée par votre souffle jusqu'au sacrum, vers l'arrière, et remonte le long de la colonne vertébrale. Chaque fois que vous inspirez, la lumière monte de deux ou trois vertèbres. Chaque fois que vous expirez, elle reste en place et se repose. Parvenue à l'extrémité supérieure de la colonne vertébrale, la lumière redescend lentement vers l'avant, s'arrête d'abord au milieu de l'occiput (centre supérieur) et l'éclaire. Une chaleur bienfaisante en émane et se répand jusqu'à la région située derrière le cerveau à la hauteur du troisième œil (entre les sourcils). De cette lumière, qui éclaire l'ensemble de la tête, il émane tant de chaleur et de paix que votre cerveau se détend totalement et esquisse un sourire intérieur.

Placez la langue contre le palais afin de former un pont pour la sphère lumineuse qui, depuis le troisième œil, va passer par le palais pour descendre dans la gorge. Depuis la gorge, elle va éclairer la glande thyroïde, qui commence également à sourire, et diffuse beaucoup de calme dans le corps tout entier.

En poursuivant son chemin vers le bas, la sphère lumineuse passe dans les poumons et le cœur, rendant une courte visite au centre situé derrière le cœur. Ce centre resplendit désormais jusqu'aux poumons. Poumons et cœur ne peuvent plus faire autrement que de sourire. La chaleur bienfaisante et la luminosité apaisent toutes les tensions, et la paix intérieure s'établit.

Après avoir franchi le diaphragme, la sphère lumineuse arrive dans l'estomac. Elle le salue, en réponse de quoi il commence à sourire, et un sentiment très agréable naît dans l'épigastre. La sphère rentre dans le circuit de l'épigastre, passant par le pancréas, le foie, la rate et les deux reins : chaque organe illuminé par la sphère commence à sourire, produisant de la chaleur et un sentiment de bien-être. La sphère stoppe brièvement entre les deux reins et recharge totalement le centre énergétique qui se trouve là. Elle continue de descendre et arrive, après quelques inspirations, à l'endroit d'où elle était partie. La sphère a donc atteint son but et s'installe dans le centre inférieur au milieu de l'abdomen.

Vous bénéficiez encore un peu de cette lumière dorée qui irradie tout le corps avant qu'elle ne s'éteigne lentement sur une expiration. Il reste les trois centres énergétiques emplis de lumière situés respectivement derrière le troisième œil, derrière le cœur et dans le bassin, sous le nombril. Ces trois centres vont dépenser toute leur énergie pour vous au cours de la journée et vont susciter un tel sentiment de bien-être que vous ne pourrez vous empêcher de sourire, quoi qu'il arrive. Vous serez serein toute la journée.

Vous allez maintenant respirer profondément trois fois et revenir en souriant de cette méditation dans l'Ici et Maintenant.

Si vous parvenez à pratiquer cette méditation plusieurs fois par semaine, vous parviendrez à retrouver plus rapidement votre sérénité. Rien ne pourra vous faire sortir de vos gonds car vous avez appris à… *sourire*.

9.

Le mot de la fin

Une fois que vous avez compris que votre santé est entre vos mains, des possibilités insoupçonnées s'offrent à vous pour transformer votre vie et vous permettre de ressentir le bonheur simple d'être vivant. Cela peut prendre du temps et vous pourrez avoir besoin de l'aide d'un médecin ou d'un thérapeute. En réalité, le but est que vous puissiez prendre le plus rapidement possible l'entière responsabilité de votre vie et de votre bonheur. Cependant, il n'est pas toujours nécessaire de recourir à une aide extérieure, qu'elle soit médicale, psychologique...

Je donne de nombreux séminaires en Allemagne et à l'étranger au cours desquels j'apprends, aussi bien à des thérapeutes qu'à des profanes, la façon dont ils peuvent conserver ou retrouver la santé, mais aussi aider les autres. Je vous encourage de tout cœur à suivre, ne serait-ce qu'une fois, l'un de mes séminaires. De fait, toute personne ayant appris à être responsable de sa propre vie et à savourer cette indépendance peut aussi avoir sa santé pour objectif.

Je souhaite que, grâce à la lecture de ce livre et à l'apprentissage des impulsions de guérison, vous puissiez être en bonne santé et mener une vie heureuse. Si vous n'y arrivez pas seul, n'hésitez pas à consulter un thérapeute. Une fois votre chemin débroussaillé, vous atteindrez aisément votre Objectif santé.

Je vous souhaite de tout cœur le succès.

Pour terminer en beauté, voici la formule magique destinée à lutter contre les vieilles culpabilités :

> Je me pardonne du fond du cœur parce qu'autrefois
> je ne pouvais ou ne voulais faire autrement.
> J'accepte mon passé et je le bénis.
> Je suis en paix avec moi-même.

Annexes

Conseils pratiques pour réussir son Objectif santé

J'ai rassemblé dans les pages qui suivent des exemples pratiques qui vous aideront à trouver la formulation juste. Vous pouvez utiliser la méthode du bousculement avec un partenaire (Méthode I) ou choisir la variante en solitaire (Méthode II) afin de savoir si les thématiques présentées ici résonnent ou non en vous. À partir de là, vous pourrez élaborer des affirmations à réciter pendant trois à quatre semaines.

Lorsque vous ne parvenez pas à trouver les formules qui correspondent à ce qui vous agite, vous torture ou vous accable, vous travaillerez avec des formules plus générales du type : « Même si je me sens idiot et ignore totalement ce qui me handicape, je suis pleinement en accord avec moi-même. » Après quelques jours, la bonne formulation s'impose souvent à l'esprit et, une fois la solution trouvée, on est très étonné de ne pas y avoir pensé plus tôt.

Nombre des impulsions de guérison se ressemblent car il s'agit de variations sur un même thème. C'est donc en connaissance de cause que j'ai opté pour la répétition, car il s'agissait pour chaque thématique de trouver toutes les affirmations associées et non pas de devoir les chercher.

Lorsque vous ne réagissez pas à une affirmation commençant par : « J'ai peur », essayez avec « Même si je suis triste... », « Même si je m'énerve » ou « Même si je suis furieux... ». L'important est d'exprimer une émotion. Il ne doit donc pas s'agir d'affirmations telles que : « Même si je *pense* n'être toujours pas à la hauteur aux yeux de mon père… », mais de phrases où l'émotion occupe le devant de la scène : « Même si j'ai *peur* de n'être toujours pas à la hauteur aux yeux de mon père… ».

Au début d'une séance, il faut d'abord se débarrasser de la culpabilité. Il est important de ne pas négliger cette étape.

À la fin de chaque impulsion de guérison, inspirez et expirez profondément plusieurs fois afin que les scories de l'âme puissent être évacuées par le souffle.

Travailler avec son âme doit être agréable, encourager à aller de l'avant et à se perfectionner.

Impulsions de guérison classées par thème

Vous trouverez ci-dessous les impulsions de guérison correspondant à trente et un thèmes classés par ordre alphabétique :

- Abus sexuels
- Avoir été rendu responsable du bonheur d'autrui (lorsque d'autres vous rendent responsable de leur bonheur)
- Cape d'invisibilité (vouloir ne pas être vu)
- Coups (enfant battu)
- Devoir payer pour ses ancêtres
- Douleurs dues à une épine calcanéenne
- Échec (lorsque vous avez échoué à quelque chose)
- Échec (peur d'un nouvel échec)
- Être casse-pieds
- Être condamné à souffrir (se sentir condamné)
- Être différent, ne pas être à sa place
- Être responsable du bonheur d'autrui (ou s'en sentir responsable)

- Être responsable du bonheur d'autrui (lorsqu'on vous en a rendu responsable)
- Féminité refoulée
- Honte
- Manque d'attention parentale
- Ne pas avoir droit au bonheur
- Ne pas être à la hauteur (ne pas se sentir à la hauteur)
- Ne pas être à sa place, être différent
- Perdre quelqu'un : être abandonné
- Perdre quelqu'un : être délaissé
- Perdre quelqu'un : lorsqu'un père ou une mère a abandonné sa famille
- Peur d'être pauvre dans sa vieillesse
- Peur de la solitude dans sa vieillesse
- Peur de ne pas être à la hauteur de ses ambitions
- Peur de ne pouvoir s'aimer
- Peur de subir des moqueries
- Peur du succès
- Problèmes de prostate par crainte de perte de pouvoir
- Séparation
- Trahison
- Virilité refoulée

Avant toute chose: se débarrasser de sa culpabilité

L'affirmation destinée à se débarrasser de sa culpabilité est relativement simple, mais extrêmement utile. Cette affirmation ne devra pas être prononcée au début de votre travail sur vous-même, mais chaque fois que vous aurez le sentiment qu'un vieux fardeau pèse sur vous et entrave votre progression. N'oubliez pas de masser en même temps le point douloureux.

La formulation s'énonce comme suit:

Je me pardonne du fond du cœur, car alors, je ne pouvais ou ne voulais faire autrement. J'accepte mon passé et je le bénis. Je suis en paix avec moi-même.

Abus sexuels

Même si j'ai honte, que je ressens encore les blessures et l'humiliation pour ce que X m'a fait, je m'aime et je m'accepte comme je suis. Je décide de clore ce chapitre de ma vie une fois pour toutes. Je pardonne à X du fond du cœur pour ce qu'il m'a fait et c'est en toute affection que je le libère de son rôle de violeur. Il est désormais libre de suivre son propre chemin.

Avoir été rendu responsable du bonheur d'autrui (lorsque d'autres vous rendent responsable de leur bonheur)

Même si je suis triste que X me rende encore responsable de son bonheur, je m'aime et je m'accepte cependant comme je suis. Je me donne la liberté de mettre un terme définitif ce programme. Je rends à X l'entière responsabilité de sa vie, dont il m'avait chargé. Cela ne me revient plus.

Cape d'invisibilité (vouloir ne pas être vu)

Même si j'ai peur d'avoir toujours besoin de ma cape d'invisibilité pour me protéger de trop grandes exigences, je m'aime et je m'accepte comme je suis. Je décide d'abandonner le concept de cape d'invisibilité. Je suis prêt malgré ma peur à montrer que je suis capable d'accomplir ma mission. Je sais que je suis parfait jusque dans mes imperfections. Je pardonne à tous ceux qui ont suscité mes angoisses ou m'en ont trop demandé et c'est en toute affection que je les fais sortir de ma vie. Je les laisse libre de suivre leur propre chemin. Je me pardonne aussi du fond du cœur pour avoir si longtemps joué à cache-cache avec moi-même. J'accepte mon passé et je le bénis. Je suis fermement ancré dans le présent et je me dirige, calme, conscient de ma valeur et le cœur vaillant vers un avenir heureux. Je suis en paix avec moi-même.

Coups (enfant battu)

Même si je me sens toujours blessé du fait que mon père/ma mère m'ait roué de coups pour la faute commise au lieu de me prendre dans ses bras et de me montrer à quel point il m'aimait, je m'aime et je m'accepte comme je suis. Je me donne la liberté de clore une fois pour toutes ce chapitre de ma vie. Je pardonne à mon père/ma mère du fond du cœur de ne pas avoir été capable de me montrer son amour. On ne peut compenser l'amour paternel /maternel qu'on n'a pas reçu, mais l'amour dont j'ai besoin aujourd'hui je suis capable de le générer seul Je me promets de le faire en abondance. Je suis en paix avec mon père/ma mère.

Devoir payer pour ses ancêtres

Même si je crains de devoir encore et toujours payer les conséquences de ce que mes arrière-grands-parents ont fait et donc de ne pouvoir mener une vie heureuse, je m'aime et je m'accepte comme je suis et je m'autorise à clore une fois pour toutes ce chapitre de ma vie. Je pardonne du fond du cœur à mes arrière-grands-parents et je les fais sortir de ma vie en toute affection. Je ne suis plus disponible lorsqu'il s'agit de payer ou de souffrir pour d'autres. Je coupe les ponts avec tous les fardeaux et contrats du passé auxquels j'étais lié jusqu'à ce jour. Je suis libre.

Douleurs dues à une épine calcanéenne

Même si j'ai honte et que je suis triste de ne pas me défendre moi-même ou mes idées, je suis pleinement en accord avec qui je suis et je décide d'abandonner ce programme. Je sais que j'ai le potentiel pour mettre mes idées en pratique et je fais résolument le premier pas. La résistance qu'on m'a opposée me conforte dans l'idée que j'ai pris la bonne décision. Je défends pleinement mon potentiel et je lui laisse désormais la place qu'il mérite. J'accepte mon passé et je le bénis. Je suis ancré dans le présent et je me dirige avec assurance vers un avenir libre et heureux. Je suis en paix avec moi-même.

Échec (lorsque vous avez échoué à quelque chose)

Même si j'ai toujours honte d'avoir échoué autrefois, je m'aime et je m'accepte comme je suis. Je me donne la liberté d'abandonner ce programme une fois pour toutes. L'échec fait partie de la vie et je suis prêt à l'accepter. Je sais qu'au final cet échec m'a fait avancer et m'a rendu plus fort. Je me pardonne du fond du cœur de m'être fait si longtemps des reproches. Tout va bien.

Échec (peur d'un nouvel échec)

Même si j'ai peur d'échouer une nouvelle fois et de me couvrir de ridicule, je m'aime et je m'accepte comme je suis. Je me donne la liberté de mettre fin à ce programme une fois pour toutes. Je suis prêt à faire des erreurs et à m'améliorer. Même si je fais une erreur, je me relèverai et poursuivrai mon chemin, plus avisé qu'auparavant. Je pardonne du fond du cœur à toutes les personnes qui ont voulu me faire croire qu'il était grave de connaître un échec. Désormais, je n'ai plus aucune peur d'échouer. L'échec fait simplement partie de la vie.

Être casse-pieds

Même si je m'énerve et que je suis furieux contre X qui me tape constamment sur les nerfs et me gâche mes journées, je m'aime et je m'accepte comme je suis et je prends la liberté de mettre un terme à ce programme d'autosabotage. Je décide désormais de ne plus me prêter à son jeu. Je ne me pose plus en victime expiatoire.

Être condamné à souffrir (se sentir condamné)

Même si j'ai peur de n'avoir pas droit au bonheur, d'être condamnée à souffrir et, pour cette raison, de ne pas obtenir ma guérison dans cette vie, je m'aime et je m'accepte tel/le que je suis. Je m'autorise à abandonner ce projet de vie. Je sais que je suis une personne bien, voire parfaite. Je pardonne donc à toutes les personnes qui ont voulu me faire croire que je n'étais pas à la hauteur et que, pour cette raison, j'étais condamnée à souffrir toute ma vie. Je me déclare innocent de tous les serments, vœux et contrats du passé qui m'avaient lié jusqu'à aujourd'hui. Je suis libre pour l'univers tout entier.

Être différent/ne pas être à sa place

Même si j'ai honte de ne pas être comme les autres, je m'aime et je m'accepte comme je suis. Je me donne la possibilité de me soutenir moi-même. Je n'ai aucune raison sensée de devoir constamment m'adapter et imiter les autres. Je suis comme je suis. Et c'est une bonne chose. Je me pardonne du fond du cœur d'avoir si souvent douté de moi-même.

Être responsable du bonheur d'autrui (ou s'en sentir responsable)

Même si j'ai peur de continuer à être responsable du bonheur de X, je m'aime et je m'accepte malgré tout comme je suis. Je me donne la liberté de clore une fois pour toutes ce chapitre de ma vie. En tant qu'adulte, X est seul responsable de sa vie et de son bonheur. Je lui rends l'entière responsabilité de sa vie, dont il m'avait chargé cela ne me revient plus.

Être responsable du bonheur d'autrui (lorsqu'on vous en a rendu responsable)

Même si je suis triste que X me rende encore responsable de son bonheur, je m'aime et je m'accepte cependant comme je suis. Je me donne la liberté de mettre un terme définitif ce programme. Je rends à X l'entière responsabilité de sa vie, dont il m'avait chargé .Cela ne me revient plus.

Féminité refoulée

Même si je suis triste de n'avoir jamais osé manifester ma féminité et être une femme à part entière, je suis pleinement en accord avec moi-même et je décide d'abandonner ce programme. Je sais que je possède les atouts physiques, mais aussi le potentiel intérieur pour être une femme à part entière. Je suis prête et désireuse de vivre tout ce qu'implique la féminité. Je donne désormais à ce potentiel la place qu'il mérite.

Honte

Même si j'ai honte et que je suis triste de ne pas être comme les autres, je m'aime et je m'accepte comme je suis. Je me donne la possibilité de me soutenir moi-même. Je n'ai aucune raison sensée de devoir constamment m'adapter et imiter les autres. Je suis comme je suis. Et c'est une bonne chose. Je me pardonne du fond du cœur d'avoir si souvent douté de moi-même.

Manque d'attention parentale

Même si je suis triste de ne jamais avoir reçu de mes parents l'attention que j'espérais, je suis en accord avec moi-même. Je décide donc de reconnaître les faits tels qu'ils sont. Mes parents m'aimaient sans doute, mais ils étaient incapables de me le montrer. C'est un fait que j'accepte désormais. On ne peut combler un amour parental défaillant, mais l'amour dont j'ai besoin maintenant dans ma vie, je suis capable de le générer moi-même. Et je me promets de le faire. Je m'aime comme je suis. Jour après jour.

Ne pas avoir droit au bonheur

Même si j'ai peur de ne pas avoir droit au bonheur, je m'accepte comme je suis et je me donne la liberté d'abandonner ce programme. Je pardonne du fond du cœur à toutes les personnes qui ont voulu me faire croire que je n'étais pas à la hauteur, que je n'avais pas droit au bonheur. Et c'est en toute affection que je les démets de leurs fonctions de conseillers et de juges de ma vie au quotidien. Ils sont désormais libres de suivre leur propre chemin.

Ne pas être à la hauteur (ne pas se sentir à la hauteur)

Même si j'ai peur que [Papa, Maman, Grand-mère, mon chef, etc.] ne me trouve jamais à la hauteur, je m'aime et je m'accepte comme je suis. Je m'autorise donc à clore une fois pour toutes ce gros chapitre de ma vie. Je pardonne du fond du cœur à toutes les personnes qui ont voulu me faire croire que je n'étais pas à la hauteur et c'est en toute affection que je congédie ces personnes qui jouent le rôle de conseillers et de juges de ma vie au quotidien. Je les laisse libre de suivre leur propre chemin.

Ne pas être à sa place, être différent

Même si j'ai honte de ne pas être comme les autres, je m'aime et je m'accepte comme je suis. Je me donne la possibilité de me soutenir moi-même. Je n'ai aucune raison sensée de devoir constamment m'adapter et imiter les autres. Je suis comme je suis. Et c'est une bonne chose. Je me pardonne du fond du cœur d'avoir si souvent douté de moi-même.

Perdre quelqu'un : être abandonné

Même si je suis triste que X m'ait abandonné, je m'aime et je m'accepte comme je suis. Je me donne la liberté de clore ce chapitre de ma vie. C'était le projet de vie de X, il l'a accompli, je n'en suis ni coupable ni responsable. C'est en toute affection que je le fais sortir de ma vie et que je le laisse libre de suivre son propre chemin. Les pertes, dont celles d'êtres chers, font partie de la vie. Je suis prêt à l'accepter.

Il peut parfois être important de faire la différence entre « être abandonné » et « être délaissé ». Comme cela a déjà été expliqué dans le chapitre consacré au jumeau perdu, le fait d'être abandonné produit un premier deuil. Le fait d'être délaissé engendre avant tout de la colère car on a l'impression que l'autre a pris la poudre d'escampette. Dans ce cas, les deux éventualités doivent être prises en compte.

Perdre quelqu'un : être délaissé

Même si j'éprouve beaucoup de peine que X m'ait laissé tomber, je m'aime et je m'accepte tel/le que je suis et je m'autorise à clore aussi ce chapitre de ma vie. Je lui pardonne du fond du cœur de m'avoir délaissé à une période si difficile et je le fais sortir de ma vie avec toute mon affection. Je le laisse désormais libre de suivre sa destinée. Les pertes, dont celles d'êtres chers, font partie de la vie. Je suis prêt à l'accepter.

Perdre quelqu'un : lorsqu'un père ou une mère a abandonné sa famille

Même si je me sens toujours blessée de ma mère/Maman/mon père/Papa nous ait abandonnés, je m'aime et je m'accepte cependant comme je suis. Je décide de reconnaître ce fait. Il aura eu des raisons valables d'agir ainsi. Je n'ai pas à comprendre ses motivations. Je lui pardonne du fond du cœur et c'est en toute affection que je le fais sortir de ma vie ses rôles d'éducatrice/éducateur et de conseillère/conseiller.

Peur d'être pauvre dans sa vieillesse

Même si j'ai peur d'être pauvre dans ma vieillesse et de dépendre des autres, je m'aime et je m'accepte comme je suis. Je m'accorde la possibilité d'éliminer ce programme. Actuellement, aucun signe n'indique que je serai pauvre et malade à l'avenir. Je ne me fais donc pas de souci maintenant. Si, par la suite, je suis malade ou manque d'argent, je trouverai une solution. Pour le moment, je n'ai aucune raison de m'en inquiéter.

Peur de la solitude dans sa vieillesse

Même si j'ai peur de la solitude dans ma vieillesse et de dépendre des autres, je m'aime et je m'accepte comme je suis. Je m'accorde la possibilité d'éliminer ce programme. Je sais que je m'entends très bien avec moi-même, même quand je suis seul J'aime passer du temps avec moi-même, mais j'ai aussi un certain nombre d'amis qui apprécient ma présence ou dont la présence m'est très chère. Je me sens très bien entouré.

Peur de ne pas être à la hauteur de ses ambitions

Même si j'ai peur de ne pas être à la hauteur de mes ambitions, je m'accepte et je m'aime comme je suis et je m'accorde la liberté d'abandonner ce programme d'autosabotage. Je pardonne du fond du cœur à toutes les personnes qui m'ont imposé leur étalon. C'est en toute affection que je les démets de leurs fonctions de conseillers et de juges de ma vie. Ils sont désormais libres de suivre leur propre chemin. Je me pardonne aussi du fond du cœur d'avoir si longtemps participé à cela. Je sais que je suis une personne bien, voire parfaite. Je me promets de m'adapter à mon potentiel et non plus aux attentes d'autrui.

Peur de ne pouvoir s'aimer

Même si j'ai peur de ne pouvoir m'aimer, je m'accepte et je m'aime comme je suis et je décide d'abandonner ce concept de vie. Dorénavant, je me promets de m'aimer, même si cela signifie que je doive me montrer égoïste. Je me crois capable de franchir ce pas.

Peur de subir des moqueries

Même si j'ai peur que les autres ne se moquent de moi lorsque je lève la main pour prendre la parole et que je donne mon avis, je m'aime et je m'accepte comme je suis et je décide de me soutenir pleinement. Je m'autorise à donner mon avis et je me considère comme un membre de même valeur que les autres. Puisque je ne peux agir sur ce que les autres pensent de moi, je ne dois donc pas m'en soucier.

Peur du succès

Même si j'ai peur que ce qui me tient vraiment à cœur puisse être couronné de succès, je m'aime et je m'accepte comme je suis. Je me donne la liberté d'éliminer ce programme. Je pardonne à toutes les personnes qui ont voulu me faire croire que je n'étais pas à la hauteur, que je n'avais pas le droit au succès voire au bonheur, et c'est en toute affection que je les fais sortir de ma vie dans leur rôle de conseiller. Je les laisse libre de suivre leur propre chemin.

Problèmes de prostate par crainte de perte de pouvoir

Même si j'ai peur de perdre mon pouvoir et ma force, que l'on n'ait plus besoin de moi, et de ne plus rien valoir une fois que je me serai retiré et que j'aurais cédé mes responsabilités, je m'aime et je m'accepte comme je suis. Je décide d'abandonner ce programme. Je me promets de me consacrer désormais à des choses qui me rendent et rendent les miens heureux, au lieu de satisfaire mon ego. Je cesse de me définir par les seuls critères de puissance et de responsabilité. Je me présente comme détenteur d'un certain savoir et mets mon expérience à la disposition de ceux qui en auraient besoin, mais il n'est désormais plus important pour moi de me montrer à la hauteur pour prouver quelque chose à moi-même ou à quiconque. Le temps est venu de cueillir en toute sérénité les fruits de mon travail. J'accepte mon passé et je le bénis. Je suis ancré dans le présent et je me dirige avec assurance vers un avenir libre et heureux. Je suis en paix avec moi-même.

Séparation

Même si je suis profondément déçu que cette relation se soit révélée être une illusion et que les choses se défassent, je m'aime et m'accepte comme je suis. Et je m'octroie la liberté de reconnaître les faits. Notre amour n'a pas suffi à supporter ou à résoudre les conflits qui nous opposaient. Se séparer vaut mieux que de sauver les apparences et de souffrir éternellement. Je nous pardonne du fond du cœur de nous être blessés l'un l'autre au lieu d'entretenir la tendresse qu'il y avait entre nous. Je fais sortir mon partenaire de ma vie en toute affection. Je dis oui à mon passé et je le bénis. Je suis en paix avec moi-même.

Trahison

Même si je continue de me sentir blessé et trahie par X qui ne m'a pas protégé, je m'aime et je m'accepte comme je suis. Je décide donc de clore ce chapitre de ma vie une fois pour toutes. Du fond de mon cœur, je pardonne à X et je le fais sortir de ma vie en toute affection. Je le laisse libre de suivre son propre chemin.

Virilité refoulée

Même si je suis triste de n'avoir jamais osé manifester ma virilité et être un homme à part entière, je suis pleinement en accord avec moi-même et je décide d'abandonner ce programme. Je sais que je possède les atouts physiques, mais aussi le potentiel intérieur pour être un homme à part entière. Je suis prêt et désireux de vivre tout ce qu'implique la virilité. Je donne désormais à ce potentiel la place qu'il mérite.

Le pardon

La voie du pardon s'offre pour mettre un terme à des ratages, à des faits honteux ou blessants. Vous trouverez ci-dessous des exemples pour trois cas de figure, selon que vous devez demander pardon car vous êtes le coupable, que vous devez pardonner au coupable ou que le pardon n'est pas encore possible.

Je demande pardon : formule tirée de l'Ho'oponopono

Je suis désolée. Je demande pardon : je vous pardonne et je me pardonne. Merci.

Je pardonne : formule de pardon

Même si je ressens toujours la blessure infligée par X, je suis en accord avec moi-même et je m'accorde la liberté de mettre un terme à ce programme. Je lui pardonne de tout mon cœur et, c'est en toute affection, que je le fais sortir de ma vie. Il est libre de suivre son propre chemin.

Lorsque le pardon n'est pas encore possible : les « lettres de la colère »

Dans la vie, il y a des moments où il est très difficile voire impossible de pardonner parce que l'énervement, la fureur, le ressentiment, la déception ou la peine sont encore trop forts. Les « lettres de la colère » sont précisément faites pour ces moments-là.

Asseyez-vous dans un endroit calme et placez une feuille de papier devant vous. Écrivez sous forme de lettre, sans prêter attention au style ou à la forme, ce que vous voudriez dire à la personne que vous ne pouvez pardonner. Il importe peu que cette personne soit encore en vie car cette lettre ne sera jamais envoyée.

Une fois que vous aurez vidé votre sac et abordé les blessures, maladies, malentendus et humiliations. Relisez votre lettre et complétez-la avec des détails qui vous reviennent en mémoire. Observez votre œuvre avec satisfaction puis inspirez et expirez profondément une ou deux fois. Finissez par détruire cette lettre en la brûlant dehors ou en la déchirant en petits morceaux qui seront jetés ensuite dans les toilettes.

Une « lettre de la colère » atteint son destinataire, et cela même si la lettre n'est pas envoyée et que le destinataire n'est plus de ce monde. Dans cette lettre, vous avez exprimé vos pensées et l'esprit l'emporte sur la matière. En brûlant ou en déchirant votre lettre, elle repart dans l'univers où elle pourra agir. Ce rituel sera rapidement suivi de changements dans votre quotidien.

Les bases de la médecine HOLAR®

La médecine HOLAR®, qui inclut des procédés techniques et non techniques, est normalement accessible à tous les thérapeutes disposant d'une expérience clinique. Néanmoins, cette médecine s'adresse aux personnes très expérimentées capables de penser en termes d'interdépendance. Elle allie donc les approches intellectuelles et techniques suivantes :

- L'acupuncture (et, en particulier, l'acupuncture chinoise traditionnelle), l'acupuncture auriculaire de Frank Bahr et l'acupuncture parallèle de Hugo Nielsen ;
- La thérapie des dysfonctionnements faciaux (TDF) ;
- La technique de neutralisation de la douleur de Stephen Kaufman (PNT en anglais) ;
- La programmation neurolinguistique (PNL) ;
- Les techniques de libération émotionnelle (EFT en anglais) ;
- La Matrix Reimprinting ;
- La Reconnective Healing ;
- L'analyse transactionnelle (AT) ;
- La kinésiologie : kinésiologie appliquée, le concept 3 en 1 (Three in One Concepts®) ;
- Soigner le mental : la chirurgie auriculaire de Gerhard Klügl, la reconnexion (Reconnective Healing®), la pranathérapie (Pranic Healing®), la guérison par la transe ;
- La méthode des constellations familiales (compte différentes variantes).

Durant près d'un an, la formation à la médecine HOLAR® allie cours réels et virtuels. La pratique faite durant les séminaires et les ateliers est particulièrement importante puisqu'elle forme les participants à identifier les véritables causes des maladies.

La médecine HOLAR® permet aux thérapeutes de se mettre à la place de leurs patients, mais aussi de découvrir les liens existant entre une piètre qualité de vie et la santé, sans porter de jugement, avant d'élaborer avec eux une solution durable.

Comme les thérapeutes ont besoin d'informations qu'ils ne pourraient obtenir uniquement avec la raison et qu'il s'agit moins pour eux de se focaliser sur le traitement que sur la guérison, l'humilité joue ici un rôle fondamental. Elle fait partie de la transformation d'individus qui ne seront plus seulement des thérapeutes compétents, mais aussi des « prêtres » et des « guérisseurs ». Je suis convaincu qu'il ne sera plus nécessaire pour les thérapeutes du futur d'être considérés comme des gourous ou d'être vénérés. Ils seront tout simplement présents pour leurs patients, que leur rôle auprès d'eux soit celui d'un médecin traitant, d'un directeur de conscience ou d'un guérisseur.

Comme l'affirmait Épictète il y a près de deux mille ans :

« Comme le soleil n'attend point les prières et les flatteries pour se lever, mais soudain resplendit et par tous est salué ; toi aussi, n'attends point les applaudissements et les murmures et les louanges pour bien faire ; mais de ta propre volonté, épands les bienfaits et, à l'égal du soleil tu seras aimé. »
(*Pensées diverses d'Épictète* XI, traduit par J.-M. Guyau, 1875).

Les thérapeutes intéressés (et lisant l'allemand) trouveront des détails sur mon site personnel www.dr-meissner.de ou sur le site consacré à la médecine HOLAR® www.holar-medizin.de.

Remerciements

Je remercie toutes les personnes qui n'ont cessé de m'encourager, de m'aider à rendre mon savoir accessible et qui m'ont accompagné en paroles et en actes sur le chemin qui a abouti à la publication de ce livre. Je tiens à remercier tout particulièrement Sabine Blau-Statz dont les précieuses suggestions ont rendu maints passages d'une limpidité admirable.

Bibliographie

Alexander, Eben, *La Preuve du paradis : voyage d'un neurochirurgien dans l'après-vie…*, Ed. Trédaniel, 2013

Arntz, William, *Que sait-on vraiment de la réalité ?, Ed; Ariane, 2007*

Bourbeau, Lise, *Ton corps dit : « Aime-toi ! ». Les malaises et maladies et leurs messages,* Ed. E.T.C, 2001

Byron, Katie, *Aimer sans limites : qui seriez-vous sans vos histoires ?,* Ed. Synchronique, 2017

Chopra, Deepak, *Le Livre des coïncidences – Vivre à l'écoute des signes que le destin nous envoie*, Ed. J'ai lu, 2009

Chopra, Deepak, *Les Sept Lois spirituelles du succès – Demandez le bonheur et vous le recevrez*, Ed. Trédaniel, 2007

Forward, Susan, *Parents toxiques, comment échapper à leur emprise*, Ed. Marabout poche, 2019

Grimm, Hans-Ulrich, *La grande arnaque du « manger sain »*, Ed. Ideo, 2019

Grün, Anselm, *Petit traité de spiritualité au quotidien*, Ed. Albin Michel, 2018

Grün, Anselm, *Du souci de soi au souci des autres*, Ed. Salvator, 2019

Hay, Louise L., *D'accord avec ton corps, A-Z. Se libérer des maux physiques par la pensée positive*, Ed. Trédaniel, 2011

Hayward, Jeremy W., *Lettres à une jeune fille sur l'enchantement du monde*, Robert Laffont, 1999

Jacob, Ludwig Manfred, *La nutrition raisonnée - Approche nutritionnelle scientifique pour la prévention et le traitement des maladies de civilisation*, Ed. Résurgence, 2015

King, Deborah, *Devenez chaman. Pratiquez la médecine énergétique du XXIe siècle*, Ed. Véga, 2015

Lipton, Bruce, *Biologie des croyances*, Ed. Ariane, 2016

Loyd, Alexander, Johnson, Ben, *Le code de guérison : 6 minutes pour désactiver la source primaire de toutes les maladies*, Ed. Trédaniel, 2013

Mello, Anthony de, *Quand la conscience s'éveille*, Ed. Albin Michel, 2016

Millman, Dan, *Les Quatre Buts de la vie - Trouver sa voie dans un monde en perpétuel changement*, Ed. Octave, 2012

Oschman, James L., *Médecine énergétique : les bases scientifiques*, Ed. Sully, 2016

Paungger, Johanna, Poppe, Thomas, *Le Code*, Ed. Trédaniel, 2014

Redfield, James, *La Douzième Prophétie*, Ed. J'ai lu, 2013

Servan-Schreiber, David, *Guérir le stress, l'anxiété, la dépression sans médicaments ni psychanalyse*, Ed. Pocket, 2011

Servan-Schreiber, David, *Anticancer. Les gestes quotidiens pour la santé du corps et de l'esprit*, Ed. Pocket, 2011

Sheldrake, Rupert, *Réenchanter la science,* Ed. J'ai lu, 2016

Tipping, Colin C., *Le Pouvoir du pardon radical. 5 étapes pour vous libérer du passé et accueillir la joie de vivre*, Ed. Trédaniel, 2018

Tolle, Eckhart, *Le Pouvoir du moment présent,* Ed. J'ai lu, 2010

Villoldo, Alberto, Perlmutter, David, *Neuroscience et chamanisme - Les voies de l'illumination*, Ed. J'ai lu, 2019

Villoldo, Alberto, *Chaman des temps modernes*, Ed. J'ai lu, 2017

Walsch, Neale Donald, *Conversations avec Dieu : la trilogie complète*, Ed. Ariane, 2009

Wolinsky, Stephen, *Ni ange ni démon. Le double visage de l'enfant intérieur*, Ed. Le jour, 1996

Young, Jeffrey E., Klosko, Janet S., *Je réinvente ma vie*, Ed. de l'Homme, 2018

Young, William Paul, *La Cabane. Là où la tragédie se confronte à l'éternité*, Ed. J'ai lu, 2014

Zeland, Vadim, *Transurfing, modèle quantique de développement personnel*, Ed. Exergue, 2010

Achevé d'imprimer en décembre 2022
dans les ateliers d'Evoluprint
31150 Bruguières